Juan Patricio Nogueira

Insulinothérapie aigu sur le métabolisme des TRL intestinales

Juan Patricio Nogueira

Insulinothérapie aigu sur le métabolisme des TRL intestinales

Rôle de l'entérocyte dans les anomalies lipidiques de l'insulinorésistance

Presses Académiques Francophones

Impressum / Mentions légales
Bibliografische Information der Deutschen Nationalbibliothek: Die Deutsche Nationalbibliothek verzeichnet diese Publikation in der Deutschen Nationalbibliografie; detaillierte bibliografische Daten sind im Internet über http://dnb.d-nb.de abrufbar.
Alle in diesem Buch genannten Marken und Produktnamen unterliegen warenzeichen-, marken- oder patentrechtlichem Schutz bzw. sind Warenzeichen oder eingetragene Warenzeichen der jeweiligen Inhaber. Die Wiedergabe von Marken, Produktnamen, Gebrauchsnamen, Handelsnamen, Warenbezeichnungen u.s.w. in diesem Werk berechtigt auch ohne besondere Kennzeichnung nicht zu der Annahme, dass solche Namen im Sinne der Warenzeichen- und Markenschutzgesetzgebung als frei zu betrachten wären und daher von jedermann benutzt werden dürften.

Information bibliographique publiée par la Deutsche Nationalbibliothek: La Deutsche Nationalbibliothek inscrit cette publication à la Deutsche Nationalbibliografie; des données bibliographiques détaillées sont disponibles sur internet à l'adresse http://dnb.d-nb.de.
Toutes marques et noms de produits mentionnés dans ce livre demeurent sous la protection des marques, des marques déposées et des brevets, et sont des marques ou des marques déposées de leurs détenteurs respectifs. L'utilisation des marques, noms de produits, noms communs, noms commerciaux, descriptions de produits, etc, même sans qu'ils soient mentionnés de façon particulière dans ce livre ne signifie en aucune façon que ces noms peuvent être utilisés sans restriction à l'égard de la législation pour la protection des marques et des marques déposées et pourraient donc être utilisés par quiconque.

Coverbild / Photo de couverture: www.ingimage.com

Verlag / Editeur:
Presses Académiques Francophones
ist ein Imprint der / est une marque déposée de
OmniScriptum GmbH & Co. KG
Heinrich-Böcking-Str. 6-8, 66121 Saarbrücken, Deutschland / Allemagne
Email: info@presses-academiques.com

Herstellung: siehe letzte Seite /
Impression: voir la dernière page
ISBN: 978-3-8416-2489-5

Copyright / Droit d'auteur © 2013 OmniScriptum GmbH & Co. KG
Alle Rechte vorbehalten. / Tous droits réservés. Saarbrücken 2013

Effet aigu d'une insulinothérapie intensive sur le métabolisme des lipoparticules riches en triglycérides (TRL) intestinales chez le patient diabétique de type 2

Dirige par **Juan Patricio NOGUEIRA**

SOMMAIRE

4

LISTE DES FIGURES ET TABLEAUX

LISTE DES ABREVIATIONS

AA : Acide Aminé

ABCA1 : Adenosine triphosphate-binding cassette protein A1

ABCG5/G8 : Adenosine triphosphate-binding cassette protein G5/G8

ACAT : Acétyl-CoA cholestérol acyl-transférase

AG : Acide gras

AGL : Acide gras libre

Akt: Thréonine sérine kinase

AMPc : Adénosine monophosphate cyclique

Apo : Apolipoprotéine

ARF-1 : ADP ribosylation factor-1

ARNm : Acide ribonucléique messager

AUC : Aire sous la courbe

CE : Cholestérol estérifié

CETP : Cholesterol ester transfer protein

ChREBP : Carbohydrate response element-binding protein

CL : Cholestérol libre

COPII : Coating protein II

CT : Cholestérol total

CM : Chylomicron

CR : Remnants de chylomicrons

D : Deuterium

DGAT : Diacylglycérolacyltransférase

EPA : Eicosapentaénoique

ERGIC : ER-golgi intermediate compartment

FABP : Fatty acid binding protein

FAT : Fatty acid translocase

FCR : Fractional catabolic rate

FDRCV : Facteurs de risque cardiovasculaire

FoxO1 : Forkhead box O1

GC/MS : Chromatographie gazeuse/spectrométrie de masse

GIP : Gastric inhibitory peptide

GLP-1 : Glucagon-like peptide-1

HbA1c : Hémoglobine glyquée

HDL : High density lipoprotein

HMG-CoA réductase : Hydroxy-méthyl-glutaryl-coenzyme A réductase

IDL : Intermediate density lipoprotein

IDM : Infarctus du myocarde

IMC : Indice de masse corporelle

IRS : Insulin receptor substrate

LCAT : Lécithine cholestérol acyl transférase

LDL : Low density lipoprotein

LDL-R : Low density lipoprotein-receptor

LDN : Lipogénèse *de novo*

LH : Lipase hépatique

LPL : Lipoprotéine Lipase

LRP : Low density lipoprotein receptor related protein

MAPK : Mitogen-actived protein kinase

MCV : Maladie cardiovasculaire

MGAT : Monoacylglycérol acyl transférase

MTP : Microsomal triglyceride transfer protein

PCSK9 : Proprotein convertase subtilisin/kexin type 9

PPAR-γ : Peroxisome proliferator-activated receptor-gamma

PI 3-kinase : Phosphatidylinositol 3-kinase

PIP3 : Phosphatidylinositide 3,4,5 phosphate

PL : Phospholipides

PLTP : Phospholipid transfer protein

PR : Production rate

PS : Pool size

PTP1B : Protein tyrosine phosphatase 1B

RE : Réticulum endoplasmique

REL : Réticulum endoplasmique lisse

RER : Réticulum endoplasmique rugueux

RI : Récepteur à l'insuline

RR : Risque relatif

SRB1 : Récepteur scavenger type B1

SREBP-1C : Sterol regulatory element-binding-protein-1c

TG : Triglycérides

TNF : Tumor necrosis factor

TRC : Transport réverse du cholestérol

TRL : Triglyceride rich lipoprotein ou lipoprotéines riches en triglycérides

TTR : Tracer to tracee ratio

VLDL : Very low density lipoprotein

INTRODUCTION

L'athérosclérose et ses complications cardiovasculaires représentent la première cause de morbi-mortalité des patients diabétiques de type 2, avec un risque relatif multiplié par 2 à 3 chez les hommes et par 4 à 5 chez les femmes (Grimaldi and Heurtier 1999). Compte tenu de la forte prévalence du diabète de type 2 qui a été estimée en France en 2009 à 4,15 % de la population soit 2,7 millions de personnes, cette surmortalité cardiovasculaire représente un problème majeur de santé publique (Pornet *et al* 2011).

Les anomalies des lipides circulants expliquent une partie prépondérante du risque cardiovasculaire. Le principal facteur de risque lipidique est le low density lipoprotein (LDL)-cholestérol. Ce facteur de risque cardiovasculaire a été validé à la suite d'études épidémiologiques et d'essais d'intervention parfaitement concordants (Taskinen 2002). Cependant, la dyslipidémie du sujet insulinorésistant comprenant les patients diabétiques de type 2 est principalement caractérisée par le quatuor : une hypertriglycéridémie, une baisse du high density lipoprotein (HDL)-cholestérol, une augmentation du nombre de particules de LDL petites et denses et une hyperlipidémie postprandiale. Malgré la baisse du LDL-cholestérol obtenue dans les études d'intervention qui diminue très significativement le risque cardiovasculaire, il persiste dans la population des patients diabétiques de type 2 un risque vasculaire résiduel important lié en partie à la dyslipidémie athérogène du diabète. Bien que toujours discuté, la baisse du HDL-cholestérol, l'augmentation des triglycérides (TG), l'augmentation des LDL petites et denses et l'hyperlipidémie postprandiale sont considérées comme des facteurs de risque cardiovasculaire indépendants.

La dyslipidémie des patients diabétiques de type 2 est en grande partie due à l'accumulation sanguine des lipoprotéines riches en triglycérides (TRL) hépatiques (very low density lipoprotein VLDL) dont le marqueur spécifique est l'apolipoprotéine B-100 (apoB-100) et intestinales (chylomicrons CM) dont le marqueur spécifique est l'apolipoprotéine B-48 (apoB-48). Cette accumulation est, à la fois, secondaire à une hyperproduction des VLDL et des CM et à un défaut d'épuration des TRL. Cette surproduction des CM est une composante nouvellement reconnue d'insulinorésistance. Contrairement à l'effet stimulant d'une hyperinsulinémie chronique couplée à l'insulinorésistance sur la production des VLDL et des CM, il est admis qu'une élévation aiguë d'insuline inhibe ces sécrétions chez les sujets sains. Cet effet inhibiteur de l'insuline est absent pour les VLDL chez les patients obèses non diabétiques ainsi que chez les patients diabétiques de type 2. L'effet inhibiteur de l'insuline sur la production des CM chez les patients diabétiques de type 2 n'a jamais été étudié.

Dans ce but, nous avons réalisé une étude cinétique du métabolisme de l'apoB-48 en utilisant une méthode d'enrichissement isotopique des apoprotéines (l'isotope stable utilisé est la [D3]-L-leucine), permettant grâce à un modèle mathématique multicompartimental de calculer le taux catabolique fractionnel ou fractional catabolique rate (FCR) et le taux de production ou production rate (PR) des TRL-apoB-48. Pour évaluer l'effet direct ou indirect (baisse de la glycémie ou suppression des acides gras libres circulants) de l'insuline, nous avons étudié les patients diabétiques de type 2 en 2 occasions : en condition basale (perfusion de sérum physiologique) puis en condition d'hyperinsulinisme selon 3 modalités différentes de clamps : un clamp hyperinsulinique-euglycémique ou un clamp hyperinsulinique-hyperglycémique ou un clamp hyperinsulinique-euglycémique associé à une perfusion d'intralipide et d'héparine.

Nous avons postulé qu'il existait des similitudes fonctionnelles entre le foie et l'intestin et que comme pour les VLDL, l'effet inhibiteur aigu de l'insuline sur la production des chylomicrons était altéré chez les patients diabétiques de type 2.

ETUDE BIBLIOGRAPHIQUE

Chapitre I. Risque cardiovasculaire dans le diabète de type 2 :

1.1 Définition du diabète :

Le diagnostic de diabète peut être établi de 3 façons différentes et en l'absence d'une hyperglycémie évidente devra être confirmé par une 2ème mesure :

- Glycémie veineuse à jeun ≥ 1,26 g/l (7 mmol/l).

- Symptômes de diabète (polyurie, polydipsie, amaigrissement inexpliqué, somnolence voire coma) et glycémie veineuse quelle que soit l'heure ≥ 2 g/l (11,1 mmol/l).

- Glycémie veineuse 2 h après une charge de 75 g de glucose lors d'une hyperglycémie provoquée par voie orale ≥ 2 g/l (11,1 mmol/l).

En 2009, un comité d'experts internationaux a suggéré que l'hémoglobine glyquée (HbA1c) était le meilleur paramètre pour diagnostiquer le diabète (Gillett 2009). Ce comité s'est appuyé sur le fait que la mesure d'HbA1c était progressivement standardisée, que l'HbA1c était un bon index d'exposition glycémique et était relativement inchangée par des variations aigues du niveau de glucose. Cette position a été rapidement adoptée en 2010 par l'American Diabetes Association (ADA) : le seuil d'une HbA1c ≥ 6,5 % mesurée par une méthode certifiée par le National Glycohemoglobin Standardization Program (NGSP) a été fixé pour le diagnostic de diabète (Malkani and Mordes 2011). Cependant, ni l'Association Européenne pour l'Étude du Diabète (EASD), ni l'International Diabetes Federation (IDF), ni la Société Francophone du Diabète (SFD), n'a pour l'instant retenu ce paramètre.

1.2 Risque cardiovasculaire :

Plusieurs études épidémiologiques ont retrouvé une augmentation de la prévalence des maladies cardiovasculaires (MCV) chez les patients diabétiques de type 2. Une méta-analyse récente a montré un risque relatif

(RR) de décès cardiovasculaire de 2,32 dans une population de 40116 sujets diabétiques de type 2 par rapport à une population de sujets non diabétiques (Seshasai *et al* 2011).

Une étude Finlandaise ayant suivi pendant 7 ans 1059 sujets diabétiques de type 2 et 1373 sujets non diabétiques a montré que le taux d'incidence d'infarctus du myocarde (IDM) en prévention secondaire chez les sujets diabétiques de type 2 était de 45% *vs* 18% chez les sujets non diabétiques et en prévention primaire de 20,2% chez les sujets diabétiques de type 2 *vs* 3,3% chez les sujets non diabétiques (Haffner *et al* 1998). L'étude prospective OASIS (Organization to Assess Strategies for Ischemic Syndromes) a montré que le risque de décès cardiovasculaire à 2 ans était de 9,3 % chez 569 sujets diabétiques de type 2 en prévention primaire *vs* 10,5 % chez 3503 sujets non diabétiques en prévention secondaire (Malmberg *et al* 2000). L'étude MRFIT (Multiple Risk Factor Intervention Trial) qui a suivi des sujets diabétiques de type 2 pendant 25 ans, a montré que le risque cardiovasculaire de ces patients était plus faible que celui des sujets coronariens non diabétiques en prévention secondaire lorsque le diabète évoluait depuis moins de 10 ans, alors que ce risque se rapprochait lorsque le diabète évoluait depuis plus de 15 ans (Davey Smith *et al* 2005). Ces études suggèrent que le sujet diabétique de type 2 en prévention primaire a le même risque cardiovasculaire que le sujet non diabétique en prévention secondaire. Cependant, une étude, sur un suivi de 10 ans de 2260 sujets diabétiques de type 2 en prévention primaire comparés à 2150 sujets non diabétiques en prévention secondaire, a montré que le RR de mortalité cardiovasculaire et d'IDM étaient plus faibles chez les sujets diabétiques (RR de 0,28 et de 0,59 respectivement) (Cano *et al* 2010).

1.3   Facteurs de risque cardiovasculaire lipidiques :

Les anomalies lipidiques jouent un rôle important dans l'augmentation du risque cardiovasculaire chez les sujets diabétiques de type 2. Le diabète de type 2 s'accompagne fréquemment d'une élévation des TG (à jeun et en postprandial), d'une baisse du HDL-cholestérol et d'une augmentation des LDL petites et denses.

Le syndrome métabolique selon les critères DU National Cholesterol Education Program, Adult Treatment Panel III (NCEP-ATP-III -2001) est défini par la présence d'au moins 3 critères sur les 5 suivants parmi lesquels 2 paramètres lipidiques : tour de taille > 102 cm chez l'homme ou > 88 cm chez la femme ; TG > 1,5 g/l ; HDL-cholestérol < 0,40 g/l chez l'homme ou < 0,50 g/l chez la femme ; hypertension artérielle traitée ou pression artérielle systolique > 130 mmHg et/ou pression artérielle diastolique > 85 mmHg); glycémie à jeun > 1,1 g/l). Meigs *et al* à partir de 3 de ces critères (TG, HDL-cholestérol et tour de taille) définit le syndrome métabolique central (Meigs *et al* 1997). L'étude de Framingham, en prenant en compte les paramètres du syndrome métabolique central, a montré, en analyse multivariée, que la baisse du HDL-cholestérol s'accompagnait d'un RR de maladie cardiovasculaire de 1,48 et l'augmentation des TG d'un RR de 3,39 (Wilson and Meigs 2008). L'étude UKPDS (United Kingdom Prospective Diabetes Study), qui a suivi pendant 12 ans en moyenne, 5102 patients diabétiques de type 2 nouvellement diagnostiqués a permis de hiérarchiser les facteurs de risque cardiovasculaire (FDRCV) sur la base de l'incidence de 12,8% d'IDM et de 4,2% d'accident vasculaire cérébral. Par ordre décroissant d'importance, ont été identifiés les FDRCV suivants : l'augmentation du LDL-cholestérol, la baisse du HDL-cholestérol, l'hypertension artérielle, l'équilibre glycémique et le tabagisme (Genuth *et al* 2003). L'étude STENO-2 a comparé chez des sujets diabétiques de type 2 à haut risque cardiovasculaire, l'effet de la prise en charge intensive (80 sujets) ou conventionnelle (80 sujets), de plusieurs FDRCV modifiables : pression artérielle, équilibre glycémique ainsi que 2 FDRCV lipidiques : cholestérolémie totale et triglycéridémie. Après un suivi moyen de 7,8 années, le risque d'événements cardiovasculaires majeurs a été réduit de 53 % dans le groupe intensif (Gaede *et al* 2003). Une méta-analyse récente comprenant 170000 sujets en prévention primaire et secondaire, comparant l'effet d'un traitement par statine *vs* placebo ou d'un traitement intensifié par statine *vs* conventionnel, a montré que chaque réduction de 1 mmol/l de LDL-cholestérol diminuait de 24 % les événements cardiovasculaires majeurs avec la persistance d'un risque vasculaire résiduel de 76 % (Baigent *et al* 2010). Une méta-analyse similaire sur 17220 sujets diabétiques de type 2 et 71370 sujets non diabétiques en prévention primaire et secondaire traités par statine a montré une réduction identique de 21 % pour 1 mmol/l de LDL-cholestérol en moins des événements cardiovasculaires majeurs chez les sujets diabétiques de type 2 (Kearney *et al* 2008).

La persistance d'un risque vasculaire résiduel très important chez le sujet diabétique de type 2 malgré l'abaissement du taux de LDL-cholestérol qui représente le FDRCV lipidique majeur, implique la participation dans le risque cardiovasculaire d'autres paramètres notamment lipidiques.

La méta-analyse Emerging Risk Factor Collaboration (ERFC) incluant 302430 sujets en prévention primaire, a montré, lors d'une analyse multivariée que le taux d'HDL-cholestérol a été fortement associé au risque coronarien. Chaque augmentation de 0,38 mmol/l ou 15 mg/dl d'HDL-cholestérol réduit de 22 % le risque coronarien. L'association entre l'augmentation des TG et du risque coronarien est perdue lorsque l'on ajuste en prenant en compte le HDL-cholestérol (Di Angelantonio *et al* 2009). Une analyse *post hoc* de l'étude Treating to New Targets (TNT) dont le but était de comparer l'effet d'un traitement intensif *vs* conventionnel par statine chez 2661 sujets en prévention secondaire, a montré, qu'au-delà de la diminution de risque cardiovasculaire par la baisse du LDL-cholestérol, le groupe de sujets dans le quintile supérieur du HDL-cholestérol présente une réduction du risque de maladie cardiovasculaire de 25 % par rapport au groupe de sujets du quintile inférieur (Barter *et al* 2007). L'étude Strong Heart Study de suivi d'une population de 4549 Indiens d'Amérique incluant 2034 sujets diabétiques en prévention primaire, a montré que l'augmentation de 0,26 mmol/l de LDL-cholestérol a été associée à une hausse de 12 % du risque cardiovasculaire et la diminution de 0,26 mmol/l de HDL-cholestérol a été associée à une hausse de 22 % du risque cardiovasculaire (Taskinen 2002, Wiedman 2005).

Cette même étude a retrouvé une proportion plus importante de LDL petites et denses chez les sujets diabétiques de type 2 *vs* les sujets non diabétiques (Howard *et al* 1998). L'étude cardiovasculaire de Québec, qui a suivi 2103 hommes pendant 5 ans, en prévention primaire, a montré lors de l'analyse en sous-groupes que le groupe de sujets du 1er tertile (plus grande proportion de LDL petites et denses) avait 3,6 fois plus de risque coronarien que le groupe du 3ème tertile (Lamarche *et al* 1997). De nombreux travaux ont montré que les LDL petites et denses étaient particulièrement athérogènes et s'associaient à un risque accru de survenue d'événements coronaires (Austin *et al* 1990). En effet, les LDL petites et denses réduisent la vasodilatation endothéliale induite par l'acétylcholine (Adiels *et al* 2006), présentent une oxydabilité accrue et une plus grande affinité pour les protéoglycanes de l'intima facilitant ainsi leur rétention dans la paroi artérielle et leur accumulation dans les macrophages, favorisant la promotion des cellules spumeuses (Taskinen 2003).

En ce qui concerne les TG plasmatiques, 2 études cas/témoin (Reykjavik et the European Prospective Investigation of Cancer (EPIC)) ont évalué, en prévention primaire, l'association des taux plasmatiques de TG à jeun, dans une population de 3582 cas et 6175 témoins divisée en 3 tertiles, et le risque d'IDM. Le risque relatif du groupe de cas du 3ème tertile par rapport au groupe de cas du 1er tertile est significative, même après ajustement (risque relatif de 1,76 pour l'étude Reykjavik et de 1,57 pour l'étude EPIC) (Sarwar *et al* 2007). Une méta-analyse incluant 17 études prospectives (6413 hommes et 10864 femmes) en prévention primaire, a évalué le RR d'incidence de l'IDM par l'augmentation de 1 mmol/l des TG plasmatiques à jeun. Le RR a été de 1,32 chez les hommes et de 1,76 chez les femmes et reste significatif après ajustement sur d'autres paramètres incluant le HDL-cholestérol (risque relatif de 1,14 chez les hommes et de 1,37 chez les femmes) suggérant que les TG plasmatiques à jeun sont un FDRCV indépendant (Hokanson and Austin 1996). D'autre part, une analyse *post hoc* de l'étude Pravastatin or Atorvastatin Evaluation and Infection Therapy-Thrombolysis in Myocardial Infarction (PROVE IT-TIMI-22) qui avait pour but de comparer, en prevention secondaire, l'effet d'un traitement intensif du LDL-cholestérol (80 mg/j d'atorvastatine) à celui d'un traitement conventionnel (40 mg/j de pravastatine), a divisé la population de 4162 patients en quintiles en fonction des TG plasmatiques à jeun. Le groupe du 1er quintile a un RR diminué de 20 % par rapport au groupe du 5ème quintile. Pour chaque baisse des TG plasmatiques de 10 mg/dl, l'incidence de l'IDM est diminuée de 1,6 %. Le groupe de sujets avec un taux plasmatique de TG < 150 mg/dl et de LDL-cholestérol < 70 mg/dl a un RR d'IDM diminué de 28 % par rapport au groupe de sujets avec un taux plasmatique de LDL-cholestérol < 70 mg/dl mais un taux de TG > 150 mg/dl (Miller *et al* 2008)

L'hypertriglycéridémie postprandiale a été étudiée dans une étude prospective de 7587 hommes et 6394 femmes qui ont été suivis en moyenne 26 ans et qui ont été divisés en quintiles en fonction de leur pic postprandial en TG. Par comparaison avec le groupe de sujets ayant un pic postprandial inférieur à 1 mmol/l, le RR pour les sujets du quintile supérieur, en analyse multivariée, est pour l'IDM de 5,4 chez les femmes et 2,4 chez les hommes, pour la coronaropathie ischémique de 3,3 chez les femmes et 1,8 chez les hommes et pour la mortalité totale de 2,6 chez les femmes et 1,5 chez les hommes (Nordestgaard *et al* 2007).

Chapitre II. Rappel sur les lipoprotéines :

2.1   Composition des lipoprotéines :

2.1.1 Structure des lipoprotéines :

Les lipoprotéines sont des macromolécules sphériques de taille et de composition variables. Leur structure générale est identique. Elles sont formées d'un coeur lipidique hydrophobe contenant essentiellement des TG et des esters de cholestérol, enrobé d'une monocouche de lipides polaires constituée de phospholipides (PL) et de cholestérol libre (Asp et al). Des protéines spécifiques, nommées apolipoprotéines, à la surface des lipoprotéines assurent la stabilité de la macromolécule et en contrôlent le devenir métabolique. Les lipoprotéines se groupent en plusieurs classes selon leur origine, composition chimique et propriétés physiques.

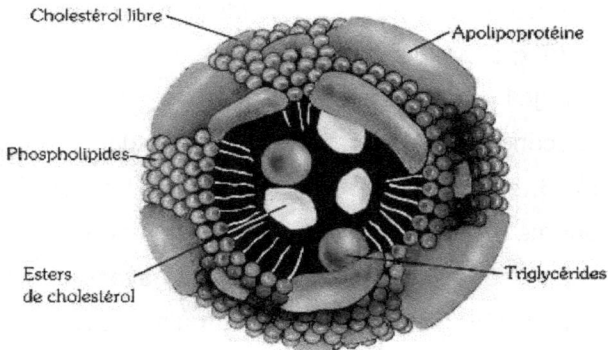

Figure 1 : Structure et composition d'une lipoprotéine.
(Disponible sur : www.prevention.ch/ lhyperlipedemie.htm)

2.1.2 Classification des lipoprotéines :

Les lipoprotéines ont été initialement isolées en fonction de leur densité : chylomicrons (CM), very low density lipoprotein (VLDL), intermediate density lipoprotein (IDL), low density lipoprotein (LDL), high density lipoprotein (HDL) ou de leur mobilité électrophorétique : alpha, préß et ß. Les lipides étant moins denses que l'eau, lorsque leur proportion augmente dans la lipoprotéine ? la densité de cette dernière diminue. Les lipoprotéines ont pour rôle le transport des lipides. Les TG sont transportés principalement par les CM et les VLDL qui constituent les TRL. Le cholestérol et les PL sont prépondérants dans les LDL et les HDL.

• Les CM sont les plus grands (75 à 1200 nm) et les moins denses (d < 0,93 g/ml). Ils sont constitués de lipides alimentaires d'origine intestinale. Les TG représentent 86 % de leur masse, les protéines 2 %, le cholestérol et les PL constituant le reste. L'apoB-48 est leur apolipoprotéine spécifique (van Greevenbroek and de Bruin 1998).

• Les VLDL (lipoprotéines préß à l'électrophorèse) transportent les TGs hépatiques. Elles sont plus petites (30 à 80 nm) que les CM et un peu plus denses (0,93-1,006 g/ml). Elles contiennent 92 % de lipides répartis en 55 % de TG, 18 % de PL et 19 % de cholestérol. Les protéines représentent 8 % de leur masse (Gibbons et al 2004).

• Les IDL sont plus petites (25 à 35 nm) et plus denses (1,006-1,019 g/ml) que les VLDL. Elles contiennent 81 % de lipides répartis en 39 % de TG, 19 % de PL et 29 % de cholestérol (Mahley et al 1984).

• Les LDL (lipoprotéines ß à l'électrophorèse) sont plus petites (18-27 nm) et plus denses (1,019-1,063 g/ml) que les VLDL. Les protéines représentent 19 0 22 % de leur masse totale. Le cholestérol représente 40 à 50 % de la masse des lipides. L'apoB-100 est la principale protéine des VLDL, IDL et LDL (Mahley et al 1984).

• Les HDL (lipoprotéines α à l'électrophorèse) sont les plus petites (5 à 12 nm) et les plus denses (1,063-1,21 g/ml). Les protéines constituent 40 à 55% de leur masse totale. Les PL (30 à 35 %) et le cholestérol (47 à 22%) sont les principaux lipides. Les apolipoprotéines A-I et A-II ont un rôle important dans la structuration des HDL (Barter 2002).

• La Lp(a) représente une classe particulière composée d'une molécule de LDL complexée par un pont disulfure à l'apoA-I

Des techniques fines d'analyse permettent de définir des sous-classes de ces principales lipoprotéines. Il existe ainsi 2 principales classes de VLDL : les VLDL1 ou VLDL larges riches en TG (densité : 0,93-1,003 g/ml) et les VLDL2 ou petites VLDL (densité : 1,003-1,006 g/ml) (Adiels *et al* 2008). Les LDL ont été également séparées en 2 ou 5 classes en fonction de leur taille. Les LDL petites et denses sont présentes à des concentrations élevées chez les patients à haut risque d'athérosclérose. Les HDL ont été classées en sous-classes en fonction de leur composition lipidique et protéique : les HDL2 de densité comprise entre 1,063 g/ml et 1,125 g/ml et les HDL3 de densité comprise entre 1,125 g/ml et 1,21 g/ml. Il a été rapporté également des préß HDL pauvres en lipides dont il existe plusieurs sous-classes (préß1, préß2 et préß3 HDL). Ces particules sont les précurseurs des HDL et contiennent de 2 à 10 % de l'apoA-I plasmatique (Kontush and Chapman 2010).

2.1.3 Apolipoprotéines :

Les lipoprotéines sont caractérisées par la présence de protéines spécifiques de poids moléculaire variable à leur surface appelées les apolipoprotéines. Elles ont une double fonction de structure et de régulation métabolique : elles assurent la cohésion du complexe lipidique et sa solubilisation; elles agissent comme cofacteur et/ou activateur de nombreuses enzymes plasmatiques et elles servent de ligands pour les interactions avec les protéoglycanes endothéliaux et des récepteurs cellulaires des lipoprotéines.

• L'apoB-100 est la principale apolipoprotéine des VLDL, IDL et LDL. Elle est synthétisée dans le réticulum endoplasmique rugueux (RER) de l'hépatocyte, puis est associée aux lipides endogènes et enfin sécrétée au sein des VLDL. L'apoB-100 fait partie intégrante de la lipoprotéine sécrétée par l'hépatocyte jusqu'à son catabolisme final.

• L'apoB-48 est la principale apolipoprotéine des CM. Elle est synthétisée par l'entérocyte à partir du gène de l'apoB-100. Elle est cependant réduite aux 2152 1ers acides aminés (AA) de la partie N-terminale (représentant 48% des AA de l'apoB-100) par une modification post-transcriptionnelle. Comme l'apoB-100, elle fait partie intégrante de la lipoprotéine sécrétée. Un seul exemplaire d'apoB-100 ou -48 est présent par lipoprotéine (Gibbons *et al* 2004).

• Les apolipoprotéines A-I et A-II sont les principales apolipoprotéines des HDL. L'apolipoprotéine A-I est synthétisée par le foie et l'intestin. Lors de sa sécrétion, l'apolipoprotéine A-I est associée à des PL pour former des HDL naissantes. L'apoA-I est indispensable à la formation des HDL. L'apoA-II également synthétisée par le foie et l'intestin, a essentiellement un rôle de structure. Elle est quantitativement la seconde apolipoprotéine des HDL. Sa fonction n'est pas bien connue (Barter 2002).

• Les apolipoprotéines E et C, contrairement à l'apoB, sont transférables entre les différentes lipoprotéines. Elles sont sécrétées par le foie et l'intestin au sein des TRL ou des HDL ou sous forme libre. Dans le compartiment sanguin, les apo libres s'associent aux TRL et aux HDL. L'apoE a un rôle essentiel dans la clairance des VLDL et des CM. Elle assure l'ancrage de ces lipoprotéines à la surface de l'endothélium hépatique en favorisant les interactions avec des protéoglycanes endothéliaux. Puis, l'apoE sert de ligand des lipoprotéines pour les récepteurs cellulaires. Il existe 3 isoformes majeures de l'apo E (E2, E3 et E4) génétiquement déterminées. L'apo C-II est le cofacteur de la lipoprotéine lipase. Dans les très rares déficits congénitaux de l'apo C-II, la lipoprotéine lipase n'est pas activée (Breckenridge *et al* 1978). L'apoC-III est une glycoprotéine synthétisée par le foie et l'intestin. Fonctionnellement, elle inhibe la lipoprotéine lipase (LPL) (Brown and Baginsky 1972), la lipase hépatique (LH) (Kinnunen and Ehnolm 1976) et la clairance hépatique des CM et des VLDL (Shelburne *et al* 1980, Windler *et al* 1980). On la retrouve principalement dans les fractions CM, VLDL et HDL. Chez les sujets avec une normotriglycéridémie, l'apoC-III est localisée majoritairement dans la fraction HDL alors que chez les patients avec une hypertriglycéridémie, elle est localisée majoritairement dans la fraction TRL (Fredenrich *et al* 1997). Dans l'état postprandial, elle est majoritairement retrouvée dans la fraction TRL (Havel *et al* 1973) alors qu'en période post-absorptive, après la lipolyse des TRL, on la retrouve majoritairement dans la fraction HDL (Sacks *et al* 2011). Bukberg *et al* ont montré que même si l'échange d'apoC-III est rapide entre les 2 fractions, il existe un pool d'apoC-III non échangeable entre les TRL et HDL qui correspond à une proportion de 30 à 60 % du pool total de l'apoprotéine (Bukberg *et al* 1985).

• L'apoA-IV est une glycoprotéine synthétisée dans l'intestin et dans le foie. Elle est initialement incorporée à la surface des CM naissant et des HDL avec une faible proportion dans les VLDL. Des échanges de l'apoA-IV entre les CM et les HDL se déroulent dans la circulation sanguine. Une proportion importante d'apoA-IV circule sous forme libre dans le plasma (Levy *et al* 2002).

• L'apoA-V qui est synthétisée par le foie circule dans le plasma, au sein des VLDL et des HDL. Malgré ses faibles concentrations plasmatiques, l'apoAV constitue un déterminant majeur de la triglycéridémie chez l'homme. Toutefois, la fonction de l'apoAV n'est pas encore clairement identifiée : elle favorise l'activité de la lipoprotéine lipase, directement ou indirectement (facilitant l'activité de l'apoC-II), en facilitant la formation des complexes lipolytiques à la surface endothéliale. D'autre part, elle stimule la captation hépatique de TRL (Wong and Ryan 2007).

2.2 Acteurs du métabolisme des lipoprotéines :

2.2.1 Enzymes :

Plusieurs enzymes jouent un rôle important dans le métabolisme des lipoprotéines plasmatiques: la lipoprotéine lipase (LPL), la lipase hépatique (LH) et la lécithine-cholestérol-acyl-transférase (LCAT). Les autres enzymes seront traitées dans la section métabolisme des lipoprotéines.

• La LPL est synthétisée dans de nombreux tissus mais plus particulièrement dans le tissu adipeux et le muscle. Dans le tissu adipeux, la synthèse de la LPL est stimulée par l'insuline (Cianflone *et al* 2008). Elle se fixe à la surface des cellules endothéliales d'où elle exerce ses effets métaboliques. La principale fonction de la LPL est d'hydrolyser les TG des TRL. Les acides gras (AG) libérés au cours de ce processus sont captés par les tissus pour leurs besoins métaboliques. L'apoC-II est un cofacteur indispensable à cette réaction. Inversement, l'apoC-III a une action inhibitrice.

• La LH a une structure proche de celle de la LPL. Elle est synthétisée par le foie et reste localisée dans cet organe à la surface des cellules endothéliales des capillaires. Elle assure notamment l'hydrolyse des TG des IDL qui se transforment en LDL, des LDL et celle des HDL2 qui vont donner des HDL3 (Perret et al 2002).

• La LCAT est synthétisée par le foie. Dans le compartiment sanguin, elle s'associe aux HDL où elle catalyse l'estérification du CL, capté à la surface des cellules, avec les AG de la phosphatidyl choline (lécithine) (Calabresi and Franceschini 2010). Le cholestérol ester (CE) formé au cours de cette réaction est incorporé dans le corps de la lipoprotéine. Les apoA-I, A-IV, C-I, E, activent cette réaction (Asztalos et al 2007).

2.2.2 Protéines de transfert :

Dans le compartiment sanguin, les lipides des lipoprotéines sont échangés entre les différentes lipoprotéines. Des protéines de transfert assurent ces échanges :

• La CETP (Cholesterol Ester Transfer Protein) catalyse le transfert réciproque des molécules des TG et De CE entre les HDL ou les LDL et les CM ou les VLDL. Les esters de cholestérol sont transférés des HDL ou des LDL vers les TRL et les TG dans le sens inverse. La synthèse a lieu principalement au niveau hépatique mais également dans l'intestin, le tissu adipeux et les surrénales. Elle est surtout associée aux HDL dont elle modifie la composition en réduisant le ratio cholestérol/triglycérides (Quintao and Cazita 2010).

• La PLTP (Phophoslipid Transfer Protein) favorise le transfert des PL mais aussi du CL et de l'α-tocophérol entre les TRL et les HDL. La PLTP intervient également dans la détermination de la taille des HDL en facilitant la maturation des préβ HDL par l'incorporation du cholestérol à l'intérieur de la particule par la stabilisation de l'ATP-binding cassette transporter member 1 (ABCA-1). En outre, la PLTP favorise, in vitro, la sécrétion des VLDL en diminuant la dégradation de l'apoB-100 (Ooi *et al* 2006)

• La MTP (Microsomal Triglyceride Transfert Protein), contrairement à la CETP et à la PLTP qui sont présentes dans le compartiment sanguin, est une protéine intracellulaire. Elle assure, dans les tissus de synthèse des TRL (foie et intestin) la formation intracellulaire des lipoprotéines. Elle catalyse la formation des CM et VLDL en réunissant l'apoB sécrétée dans le RE, les TG et les CE (Olofsson and Boren 2005).

2.2.3 Récepteurs :

Plusieurs récepteurs membranaires interviennent dans le métabolisme des lipoprotéines :

• Le LDL-récepteur (ou récepteur B/E) (LDL-R) est synthétisé dans la cellule et après une glycosylation, il migre au niveau membranaire dans des zones spécialisées appelées "puits recouverts". Le LDL-R reconnaît l'apoB et l'apoE des LDL et IDL. L'apoB-48 n'est pas reconnue par ce récepteur. L'interaction du récepteur avec une lipoprotéine stimule l'internalisation du complexe ainsi formé. Les lipoprotéines captées par le LDL-R sont dégradées et leurs différents composants sont recyclés. Les CE ainsi libérés sont hydrolysés en CL dont le niveau intracellulaire provoque une série de réactions de régulation : il bloque l'activité de l'hydroxy-méthyl-glutaryl-coenzymeA réductase (HMG-CoA réductase), enzyme limitante de la synthèse endogène du cholestérol à partir de l'acétate ; il active l'acétyl coenzyme A cholestérol transférase (ACAT) permettant ainsi de stocker l'excès de CL sous forme d'esters ; il réprime l'expression du gène du LDL-R ; Il module positivement la synthèse de la proprotein convertase subtilisin/kexin type 9 (PCSK9). Après dégradation de la lipoprotéine, le LDL-R est soit recyclé à la membrane, soit par l'action directe ou indirecte de PCSK9 n'est pas recyclé vers la membrane plasmique. L'ensemble de ces mécanismes assure l'homéostasie du cholestérol intra-cellulaire.

• Le LRP (LDL-Receptor Related Protein) qui reconnaît principalement l'apoE facilite la captation et l'épuration des remnants de CM et VLDL (Beisiegel *et al* 1989).

• Le récepteur "poubelle" ou récepteur "scavenger" de classe A est essentiellement présent sur les macrophages. Il en existe différents types qui peuvent capter les LDL essentiellement lorsqu'elles sont modifiées par des phénomènes d'oxydation. Ces récepteurs présentent la particularité, contrairement aux LDL-R, de ne pas être régulés par le contenu intracellulaire en cholestérol. Ils sont ainsi toujours présents et fonctionnels à la surface des cellules, ce qui peut conduire à un excès d'accumulation lipidique à l'origine des cellules spumeuses, point de départ de l'athérosclérose.

• Le récepteur "scavenger" de classe B et de type 1 (SR-B1) est un autre récepteur qui intervient dans le métabolisme des HDL. Il contrôle l'épuration élective des HDL au niveau hépatique. Il permet l'épuration des CE des HDL en favorisant leur transfert dans la cellule hépatique sans nécessité d'internalisation des HDL et de l'apoA-I. Les HDL alors dépourvues de CE sont remises en circulation (Cianflone *et al* 2008).

• L'ABC-A1 (Adenosine triphosphate-binding cassette protein-A1) est une protéine qui permet l'association au niveau des HDL naissantes du CL et des PL des cellules avec des apolipoproteins (apoA-1 et apoE). Il s'agit d'un transporteur transmembranaire dépendant de l'ATP. Deux autres récepteurs de la même famille ont été décrits récemment : ATP-binding cassette sub-family G member 5 (ABCG5) et l'ATP-binding cassette sub-family G member

8 (ABCG8) qui sont des transporteurs respectivement présents dans l'intestin et le foie (Jessup *et al* 2006).

2.3   Métabolisme des lipoprotéines :

2.3.1 Chylomicrons :

Ce sont les lipoprotéines en charge du transport des TG et du cholestérol d'origine alimentaire. Elles sont produites par l'entérocyte et sont composées de l'apoB-48 qui est leur apoprotéine spécifique. Il n'existe qu'une molécule d'apoB-48 par CM. Le rôle de l'apoB-48 dans le chylomicron est méconnu mais il peut servir de marqueur entérocytaire. A jeun, l'intestin sécrète des CM de petite taille appauvris en TG ; par contre dans l'état postprandial, les CM contiennent 80% des TG plasmatiques et sont de grande taille (Cohn *et al* 1993). Ils contiennent aussi des PL et d'autres apoprotéines (C-III, C-II, E, apoA-IV notamment). Dans le plasma, les TG des CM sont rapidement hydrolysés sous l'effet de la LPL, donnant naissance à des particules résiduelles appauvries en TG, appelées chylomicrons-remnants (CR) (Applebaum-Bowden 1995) (Figure 2). Les apoC-III et apoC-II liées aux CM régulent le catabolisme des CM en ayant une action inverse sur la LPL : l'apoC-III l'inhibe et l'apoC-II l'active. En période postprandiale, l'hydrolyse des TG par la LPL est plus importante pour les CM que pour les VLDL (Bickerton *et al* 2007). Les CR sont hydrolysés par la LH (Saad *et al*) dans l'espace de disse (Breedveld *et al* 1997) avant d'être captés par le foie principalement à l'aide des protéoglycanes et du récepteur LRP (LDL related protein) (Chappell *et al* 1993).

L'apoE est le ligand le plus important du CR permettant sa captation hépatique. L'apoC-III inhibe la fixation de l'apoE à ses récepteurs hépatiques. Le cholestérol constitue seulement 1% de la masse du chylomicron mais il a un rôle actif en donnant la conformation adéquate pour que l'apoE soit reconnue par le foie (Redgrave 2004).

2.3.2 Very low density lipoprotein :

Les VLDL, sécrétées par le foie, sont composées majoritairement de TG. L'apoB-100, qui est leur principale apoprotéine, est présente en un seul exemplaire par VLDL. Elles contiennent aussi du cholestérol, des PL et d'autres apolipoprotéines : C-III, C-II, E, A-IV, A-V notamment. Il existe 2 types de VLDL : les VLDL1 riches en TG et de grande taille et les VLDL2 riches en cholestérol et de petite taille. Normalement, les pré-VLDL sont lipidées dans le RE pour former les VLDL2 qui sont transportées vers l'appareil de Golgi soit pour être secrétées, soit pour être enrichies en TG formant ainsi des VLDL1. La synthèse des VLDL1 dépend de la disponibilité en acides gras libres (AGL) et en TG des hépatocytes ; ces TG provenant principalement des gouttelettes lipidiques cytosoliques (Adiels *et al* 2008).

Chez le sujet sain et à l'état à jeun, la majorité des VLDL circulantes est sous la forme de VLDL2, par contre, chez les sujets insulinorésistants ainsi que dans l'état postprandial, la majorité est sous la forme de VLDL1 (Verges 2010).

Les TG des VLDL sont hydrolysés par l'action de la LPL (Figure 3.). La LPL est une enzyme saturable qui utilise comme substrat les CM et les VLDL. A l'état postprandial, il y a donc une compétition entre les CM et les VLDL. Au cours de cette hydrolyse, une partie de la surface des VLDL, comprenant des PL et des apolipoprotéines C-III et E, est transférée aux HDL.

2.3.3 Intermediate density lipoprotein :

L'hydrolyse des TG des VLDL par la LPL donne naissance aux IDL, moins riches en TG. Ces dernières vont soit être captées par le foie, par l'intermédiaire des LDL-R et des LRP, soit subir l'hydrolyse des TG aboutissant à la formation des LDL (Figure 3). L'apoC-III diminue la captation hépatique des IDL.

2.3.4 Low density lipoprotein :

Elles représentent le produit final de la cascade métabolique VLDL-IDL-LDL. Elles sont responsables du transport de 65 à 70 % du cholestérol. Chaque LDL comprend une seule molécule d'apoB-100. Cette dernière joue un rôle essentiel dans la clairance des LDL, car elle est nécessaire à la reconnaissance des LDL par le LDL-R (Figure 3). Soixante dix % des LDL-R sont localisés sur l'hépatocyte et 30 % sur les autres cellules de l'organisme. Ce récepteur est saturable (Spady *et al* 1983).

2.3.5 High density lipoprotein :

Elles sont sécrétées essentiellement par le foie et l'intestin sous la forme de particules discoïdales (HDL naissantes) pauvres en cholestérol. L'HDL est une lipoprotéine hétérogène en forme, taille et densité, dont les apoprotéines principales sont l'apoA-I et l'apoA-II. Dans la circulation, les HDL reçoivent des apolipoprotéines (A, C-II, C-III et E) et des PL issus de l'hydrolyse des CM et des VLDL. L'HDL a 2 rôles : le transport reverse du cholestérol (TRC) et des actions anti-inflammatoires et anti-athérosclérotiques non liées au TRC. Dans le TRC, les HDL vont capter du cholestérol libre au niveau des différentes cellules de l'organisme (y compris les macrophages et les cellules spumeuses). Le transfert du cholestérol intracellulaire vers les HDL fait intervenir ABCA1. L'apoA-I participe aussi à l'efflux du cholestérol. Les HDL, en se chargeant en cholestérol, vont progressivement augmenter de taille, donnant naissance aux HDL3, puis aux HDL2 (HDL de grande taille). La LCAT qui est associée aux HDL estérifie le CE qui migre au centre de la lipoprotéine. Les HDL2 chargées en cholestérol estérifié vont être captées au niveau du foie par l'intermédiaire d'un récepteur spécifique SR-B1 (Barter 2002) (Figure 4). Les fonctions non liées au TRC incluent des actions anti-inflammatoires, anti-thrombotiques et vasodilatatrices. Une analyse protéomique a permis de caractériser 48 protéines dans les HDL dont 23 ont des fonctions anti-inflammatoires et 22 participent au métabolisme du RCT (Vaisar *et al* 2007).

2.4   Voies du métabolisme des lipoprotéines :

Le métabolisme des lipoprotéines est complexe et fait intervenir de nombreux acteurs. Il peut être schématisé en 3 parties : la voie exogène (de l'intestin vers les autres tissus), la voie endogène (du foie vers les autres tissus) et le RCT (des tissus vers le foie).

2.4.1 Voie exogène des lipides :

En France, la consommation individuelle de graisses alimentaires atteint près de 100 g de TG par jour et 0,5 g de cholestérol (Dallongeville 2001). Les lipides alimentaires sont transportés vers le foie et le tissu adipeux par les CM formés dans l'entérocyte pendant la période postprandiale. Dans la lumière intestinale, les lipides exogènes sont hydrolysés par les enzymes pancréatiques. Les produits de l'hydrolyse (CL, AG, monoglycérides et diglycérides) forment, en présence des sels biliaires, des micelles solubles nécessaires à leur absorption intestinale. Dans les entérocytes, les lipides sont ré-estérifiés pour servir de substrats à la formation des CM qui gagnent le compartiment plasmatique par le canal thoracique. Une partie des AG à chaîne courte et moyenne (< 12 atomes de carbone) est transportée dans le plasma par l'albumine. Dans le compartiment plasmatique, les CM s'enrichissent en apoE, apoC-II et apoC-III par transfert à partir des HDL. Sous l'action de la LPL, les TG des CM sont hydrolysés, s'accompagnant de la formation de CR, de plus petite taille, plus denses, relativement plus riches en protéines, cholestérol et PL (Figure 2). Le ratio entre l'apo C-II et l'apo C-III est un élément déterminant dans la rapidité d'hydrolyse des CM. Il est à noter que l'apo A-I, A-IV, C-II, C-III et E subissent des échanges avec les autres classes de lipoprotéines et qu'elles peuvent servir de constituants de base pour la formation des HDL naissantes au cours du processus d'hydrolyse. Des PL sont aussi libérés de la surface des CM et peuvent s'associer à l'apoA-I pour contribuer à la formation des HDL naissantes. Les CR sont rapidement épurés par le foie (70 %) et à un moindre degré par le muscle. Leur clairance est sous la dépendance du récepteur LRP et de l'apoE. La chylomicronémie observée pendant le période postprandiale dure 2 à 4 heures. Elle résulte de l'équilibre entre la production intestinale et la clairance hépatique et tissulaire. La demi-vie des CM dans le plasma est très courte (environ 5 minutes), celle des CR est un peu plus longue (Dallongeville 2001).

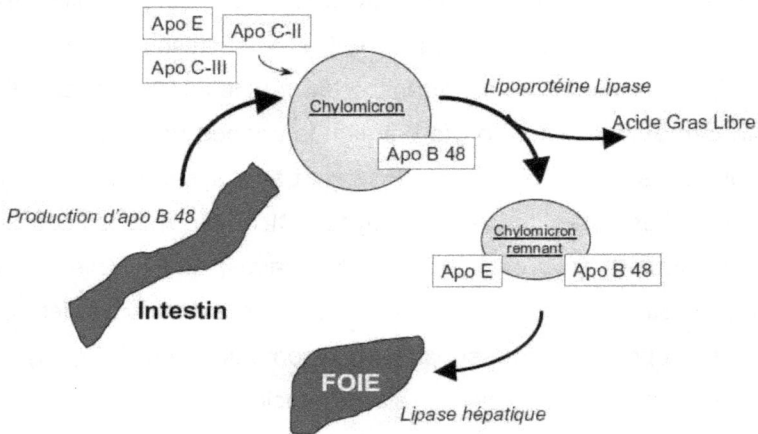

Figure 2 : Schéma de la voie exogène du métabolisme des lipides.
Disponible sur www.em-consulte.com/article/79153

2.4.2 La voie endogène des lipides :

Pendant la période post-absorptive, lorsque la quantité de CM en circulation est faible, les besoins en TG des tissus périphériques sont assurés par les lipides synthétisés par le foie ou transitant par celui-ci, qui sont alors acheminés par les VLDL (Figure 3). Leur synthèse dans l'hépatocyte est catalysée par la MTP, puis les VLDL sont sécrétées dans la circulation sanguine. Dans le compartiment plasmatique, les VLDL sont hydrolysées par la LPL, libérant des AG captés par les tissus. Le ratio entre l'apo C-II et l'apo C-III est, là aussi, un élément déterminant dans la rapidité d'hydrolyse des VLDL. Une partie des remnants de VLDL atteint le foie où elles subissent une hydrolyse complémentaire par la LH, avant d'être épurés par des récepteurs spécifiques. Pendant leur séjour plasmatique, des TG des VLDL sont transférés vers les HDL et LDL sous l'action de la CETP en échange d'une quantité équimolaire de CE. Les VLDL hydrolysées par la LPL forment des IDL, puis des LDL. Approximativement 50 % des VLDL sécrétées par le foie sont converties en LDL, l'autre moitié est captée directement sous forme de remnants de VLDL dont les IDL. La LCAT peut agir sur les LDL pour estérifier le CL qu'elles contiennent. La clairance des LDL est assurée par l'interaction de l'apoB-100 avec le LDL-R. La demi-vie plasmatique des VLDL est de 15 minutes, celle des LDL d'environ 3 jours en raison d'une moindre efficacité du LDL-R vis à vis de l'apoB-100 des LDL. Environ 70 % des LDL sont épurés par le foie. Le cholestérol des LDL capté par le foie est excrété dans la bile dans la lumière intestinale. Une partie très variable est réabsorbée dans le cycle entéro-hépatique.

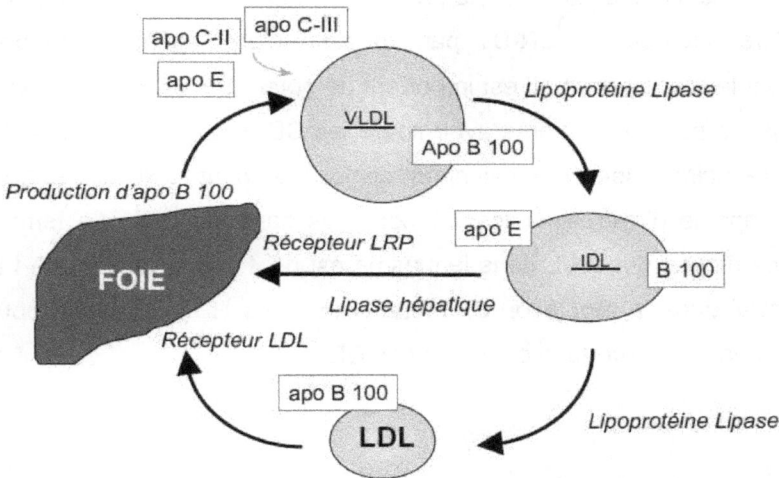

Figure 3 : Schéma de la voie endogène du métabolisme des lipides.
Disponible sur www.em-consulte.com/article/79153

2.4.3 Voie du transport réverse du cholestérol :

Les HDL transportent le cholestérol des tissus vers le foie. Les HDL sont synthétisées dans le foie ou l'intestin sous forme de particules discoïdales pauvres en lipides et riches en apoA-1 (préβ HDL) (Figure 4). Elles peuvent aussi être formées au cours de l'hydrolyse des HDL de grande taille (HDL2) sous l'action de la LH et de la PLTP. Enfin, une partie est produite au cours de l'hydrolyse des CM et des VLDL à partir des PL libérés par la LPL. Au contact des cellules périphériques, les petites HDL (préβ1 HDL) captent le CL membranaire. Cette réaction est facilitée par le récepteur ABCA1. L'enrichissement progressif en CL génère des HDL de taille croissante (préβ2, puis des préβ3 HDL). Ces HDL acquièrent, dans le plasma, de la LCAT qui catalyse l'estérification du CL. Une partie de ces CE est transférée aux VLDL et aux CM par la CETP en échange de TG. Dans ce processus de remodelage, les HDL gagnent des TG et des apoE pour former des HDL de grande taille (HDL2). Dans le foie, ces HDL subissent l'hydrolyse de la LH et se fixent à l'hépatocyte par le récepteur SR-B1. Les HDL peuvent aussi être captées via SR-B1 par un tissu stéroïdogénique auquel ils donneront leur cholestérol. Il est important de noter que les HDL ne sont pas internalisées par SR-B1 après avoir libéré les CE. Les HDL se retrouvent à nouveau en circulation et redeviennent disponibles pour recevoir des CE. La LH est capable d'hydrolyser les TG contenus dans les HDL. Le temps de résidence moyen des HDL dans le plasma est de 4 à 5 jours. L'apoA-I a un rôle central dans la régulation du métabolisme des HDL. L'apoA-II pourrait jouer un rôle inhibiteur de la captation des CE.

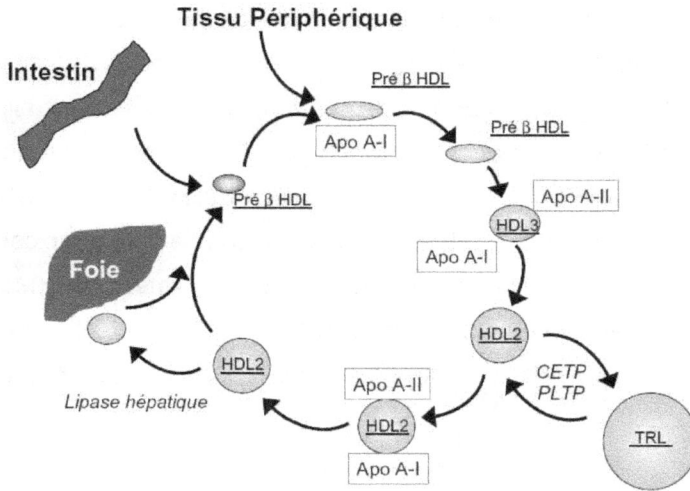

Figure 4 : Schéma de la voie du transport réverse du cholestérol.
Disponible sur www.em-consulte.com/article/79153

Chapitre III. Métabolisme des TRL :

3.1 ApoB-48 et assemblage des chylomicrons :

3.1.1 ApoB-48 :

C'est une protéine structurale des CM. L'apoB est une large glycoprotéine essentielle pour l'assemblage et la sécrétion des lipides dans le foie et l'intestin. Deux formes d'apoB existent chez les mammifères : l'apoB-100 de 4536 AA, qui chez l'homme est synthétisée dans le foie et l'apoB-48 synthétisée exclusivement dans l'intestin grêle et formée des 2152 AA de la partie N-terminale de l'apoB-100. L'apoB-48 est le résultat d'une modification post-transcriptionnelle de l'ARNm qui s'effectue dans l'intestin des mammifères et qui est appelée «RNA editing» de l'apoB (Davidson and Shelness 2000). Cette modification post-transcriptionnelle s'effectue à la position 6666 du nucléoside cytidine qui est changé en uridine ce qui crée un codon stop (UAA) qui entraîne une transcription de seulement 48% de l'ARNm de l'apoB donnant naissance à l'apoB-48 (Powell *et al* 1987). Le nombre de particules de CM assemblées est déterminé par la disponibilité de l'apoB-48 dans l'entérocyte qui dépend principalement de l'apport lipidique provenant de la lumière intestinale. Cependant, l'entérocyte est toujours capable de sécréter de l'apoB-48 dans une situation où l'apport alimentaire est pauvre en lipides au sein d'une lipoprotéine de plus haute densité (Guo *et al* 2005). Il a été montré, *in vitro*, que des cellules Caco-2 différenciées étaient capables de stocker l'apoB dans un compartiment apical jusqu'à l'apport des lipides par les micelles dans la lumière intestinale (Morel *et al* 2004). Le récepteur SR-BI pourrait jouer un rôle dans la détection des lipides des micelles pour enclencher le processus d'assemblage (Beaslas *et al* 2009).

3.1.2 Assemblage des chylomicrons :

3.1.2.1 Première étape :

Elle consiste à la translocation de l'apoB-48 vers le RE où la portion amino-terminale de la protéine qui ne contient pas de séquence hydrophobe, est exposée dans la lumière du RE. La 1ère séquence hydrophobe n'est traduite que s'il y a un contact entre l'apoB-48 et des lipides (TG, PL, CE ou CL) grâce à la MTP qui stabilise cette association en permettant le repliement de l'apoB-48, l'acquisition des lipides au niveau de la membrane du RE, puis la libération de la lipoprotéine naissante dans la lumière de RE (Figure 5). L'apoB doit être lipidée en cours de sa synthèse pour ne pas être dégradée (Hussain *et al* 1996). Si l'addition lipidique est incorrecte, la traduction de la séquence hydrophobe ne se fait pas, la protéine d'apoB est retenue dans la membrane du RE puis est dégradée dans le protéasome. Ce mécanisme initialement décrit pour le foie serait similaire dans l'intestin (van Greevenbroek and de Bruin 1998).

La MTP est un hétérodimère composé d'une large sous-unité de 97 kDa, conférant au complexe son activité de transfert de lipides et d'une petite sous-unité de 55 kDa qui a une activité protéine disulfide isomérase (PDI). La PDI confère la solubilité à la large sous-unité et permet le déplacement de la MTP dans la lumière du RE (Black 2007). L'étude du promoteur du gène de la MTP a permis de mettre en évidence la présence d'éléments de réponse aux stérols (SRE pour « sterol response element ») au niveau desquels se lient les facteurs de transcription sterol regulatory element-binding-protein (SREBP-1a et SREBP-2). L'expression du gène *MTTP* est régulée négativement par SREBP-1a (Sato *et al* 1999) et par l'insuline (Lin *et al* 1995). Les acides gras monoinsaturés peuvent aussi stimuler l'expression de la MTP via l'hepatocyte nuclear factor-4α (HNF-4α) (Leng *et al* 2007). Il existe, d'autre part, une régulation post-transcriptionnelle via une protéine du stress, « l'inositol-requiring enzyme 1beta » (IRE1β) qui favorise la dégradation de la MTP (Iqbal *et al* 2008).

L'apoprotéine A-IV (apoA-IV) participe à l'expansion du cœur lipidique des pré-CM dans le RE en maintenant une tension interfaciale et une élasticité favorables à la stabilité de ces larges particules (Figure 5). La synthèse de l'apoA-IV est stimulée par les apports alimentaires en acides gras. Les mécanismes moléculaires impliqués ne sont pas tous élucidés (Black 2007).

3.1.2.2 Deuxième étape :

Deux mécanismes ont été proposés pour expliquer le transport du pré-chylomicron du RE vers l'appareil de Golgi. Le 1er mécanisme suggère que des vésicules spécialisées appelées prechylomicron transport vesicle (PCTV) contenant les pré-CM pourraient bourgeonner des tubules du RE lisse (REL) pour fusionner avec l'appareil de Golgi. Ce processus de bourgeonnement lipidique nécessite une protéine de transfert : la liver fatty acid-binding protein (L-FABP) (Neeli *et al* 2007) (Figure 5). C'est une protéine cytosolique de 14 kDa, exprimée abondamment dans l'intestin grêle et le foie. Le 2ème mécanisme suggère que le RE et l'appareil de Golgi sont reliés par des tubules appelés « boulevards périphériques » qui permettraient le transport des pré-CM entre les 2 organelles. Ce trafic se réalise grâce à la protéine COPII (coating protéine II) et à une protéine membranaire associée à la vésicule (VAMP7). Ce 2ème mécanisme pourrait être modulé par la composition de l'apport en AG : l'acide eicosapentaenoique (Schultz et al) (Schultz et al) diminue ce trafic (Schultz *et al*) alors que l'acide oléique le favorise (Black 2007). Cette étape de transfert jusqu'à l'appareil de Golgi apparait être une étape limitante de l'absorption lipidique intestinale et de la sécrétion des CM chez la souris (Siddiqi *et al* 2006) (Figure 5).

Lors de leur transfert vers l'appareil de Golgi, les CM s'enrichissent en PL et la glycosylation des apos, débutée dans le RER se termine, aboutissant dans l'appareil de Golgi à des CM matures aptes à être sécrétés. Afin d'être sécrétés, les CM sont acheminés à travers le cytosol dans des vésicules dérivées de l'appareil de Golgi qui migrent vers la membrane baso-latérale où les lipoprotéines peuvent alors être déchargées dans l'espace extracellulaire puis dans le canal chylifère (Figure 5). Les CM sont transportés dans la lymphe jusqu'à la circulation sanguine où les TG des CM subissent une hydrolyse par la LPL .

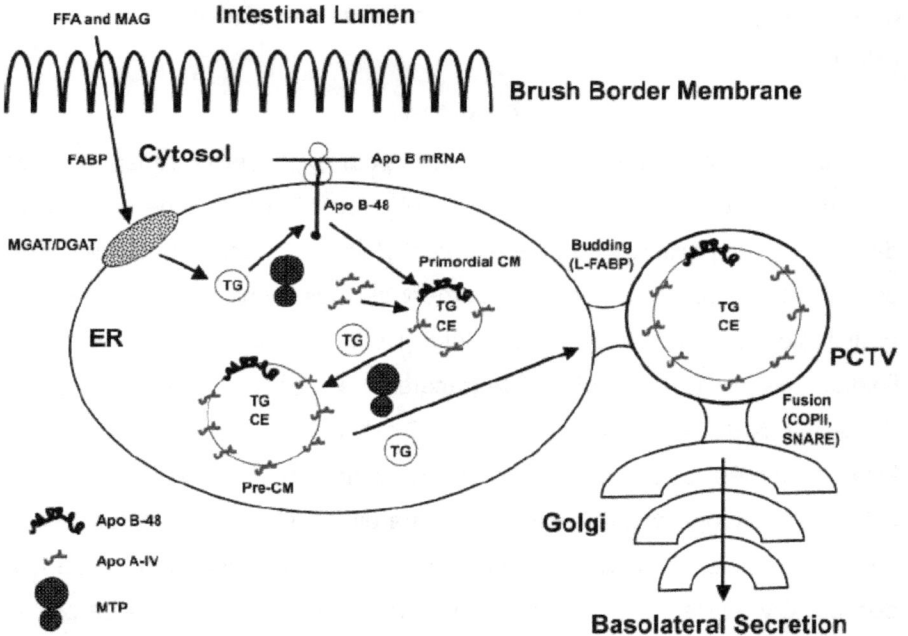

Figure 5 : Assemblage et sécrétion intestinale des CM.
Am J Physiol Gastrointest Liver Physiol; 293: G519-524

Les acides gras libres **(FFA)** et les monoacylglycérides **(MAG)** traversent la membrane en brosse puis sont transportés au réticulum endoplasmique **(ER)** par la fatty acid binding protein **(FABP)**. Les TG sont resynthétisés par l'acyl-CoA monoacylglycerol acyltransferase **(MGAT)** et l'acyl-CoA:diacylglycerol acyltransferase **(DGTA)**. L'apoB-48 est lipidée par la microsomal triglyceride transfer protein **(MTP)** pour former un pré-CM avec les TG et CE. L'**Apo A-IV** est associée à la surface du CM permettant sa stabilisation. La Liver fatty acid binding protein **(L-FABP)** peut faciliter le bourgeonnement du pré-CM avec la prechylomicron transport vesicle **(PCTV)**. Le PCTV fusionne avec le *cis*-Golgi grâce à la coating protein II **(COPII)**. Après le processus de maturation finale, les CM sont secrétés au niveau de la membrane baso-latérale.

3.2   ApoB-100 et assemblage des VLDL :

3.2.1   ApoB-100 :

L'apoB-100 est un long polypeptide comprenant des régions hydrophobes et hydrophiles permettant son ancrage à la membrane du RE et sa lipidation (Yang *et al* 1986). L'apoB-100 est un composant essentiel de l'assemblage des VLDL et sert de ligand pour le LDLR.

3.2.2   Assemblage des VLDL :

3.2.2.1   Première étape :

L'assemblage des VLDL se déroule au niveau du RER. Une petite quantité de TG, sous la forme de vésicules est associée à l'apoB pendant sa translocation vers le RER. Dans la lumière du RER, l'association de l'apoB, d'une monocouche de PL et des lipides (TG et cholestérol) aboutit à la formation d'un précurseur de VLDL de petite taille et de haute densité (pré-VLDL). Dans la formation de ce précurseur, la MTP joue un rôle primordial en modifiant la conformation de l'apoB pour permettre sa stabilisation et sa fusion avec les lipides dans le RE (Gordon *et al* 1995, Rustaeus *et al* 1998).

3.2.2.2   Deuxième étape :

La maturation des VLDL se fait lors de leur cheminement vers le cis-Golgi qui comprend une lipidation par fusion avec des gouttelettes lipidiques riches en TG. Ce transport se fait grâce au complexe protéique ER-Golgi intermediate compartment (ERGIC). Puis, soit les VLDL restent de petite taille pauvres en TG (VLDL2), soit elles s'enrichissent en TG pour constituer des VLDL de plus grande taille appelées VLDL1 (Adiels *et al* 2005b). Les gouttelettes lipidiques jouent un rôle très important dans la lipidation des VLDL1 (Figure 6) (Bostrom *et al* 2005). La maturation des VLDL est aussi régulée par autre facteur : l'ADP ribosylation factor-1 (ARF-1),qui joue un rôle important dans le trafic entre le RE et l'appareil de Golgi. C'est une GTP-ase qui active la phospholipase D (Asp *et al* 2000) libérant un acide phosphatidique qui facilite l'incorporation des TG dans les VLDL (Wiggins and Gibbons 1996) (Figure 7). L'utilisation d'un inhibiteur de l'ARF-1, comme la bréfeldine A à faible concentration peut inhiber la phase de maturation sans affecter la formation des pré-VLDL (Rustaeus *et al* 1995).

La disponibilité de l'apoB, déterminante pour la sécrétion des VLDL, n'est pas régulée par sa synthèse mais par sa dégradation qui dépend de la quantité de lipides intra-cellulaires. Si la quantité de lipides est insuffisante ou en excès, l'apoB est dégradée par le système de l'ubiquitine-protéasome (Figures 6 et 8). Par contre, lorsque les apports lipidiques sont suffisants une partie des VLDL peut être dégradée par une voie non protéosomique qui utilise l'autophagie comme système de dégradation (Figure 8). La nature des acides gras et le statut redox de la cellule peut moduler ce système (Figure 8) (Brodsky and Fisher 2008). Par exemple, les acides gras polyinsaturés (PUFA) peuvent stimuler cette voie de dégradation. Le type d'AG est un facteur de régulation très important dans la sécrétion des VLDL que ce soit les AGL circulants captés par le foie, les AG issus de la lipogenèse hépatocytaire *de novo* (LDN), les AG des lipoprotéines captées par le foie, les AG stockés dans les gouttelettes cytosoliques et les AG provenant de l'hydrolyse des PL. Les AGL plasmatiques captés par le foie sont re-estérifiés par la diacylglycérolacyltransférase (DGAT) (Gibbons *et al* 2004); dont il existe deux isoformes : DGAT-I qui participe à la re-estérification des AGL pour être stockés dans les gouttelettes lipidiques cytoplasmiques et DGAT-II qui participe à la re-estérification des AGL au sein du RER (Owen et al 1997).

Ces derniers AGL sont issus de l'hydrolyse des TG des gouttelettes lipidiques cytosoliques grâce à deux enzymes : l'arylacétamide déacétylase (AADA) et la triacylglycérol hydrolase (TGH). Une fois les AGL re-estérifiés par DGAT dans le RER en TG, ces TG peuvent suivre 2 voies : un recyclage dans les gouttelettes lipidiques cytosoliques (pool de stockage) ou une incorporation dans les VLDL matures (pool sécrétoire) (Figure 6). Chez les sujets sains, la majorité des AG sécrétés dans les VLDL provient de l'hydrolyse des TG du pool de stockage (gouttelettes lipidiques) (Diraison and Beylot 1998). La re-estérification et le stockage des AGL dans les gouttelettes lipidiques représentent « un système de tampon » pour réguler efficacement l'utilisation des AGL dans la cellule hépatique. La synthèse des TG et le stockage sont découplés du processus de sécrétion des VLDL afin de garantir l'utilisation du pool des TG selon les conditions physiologiques. En période post-prandiale, les TG sont stockés, alors qu'à jeun ils sont sécrétés (Gibbons *et al* 2004).

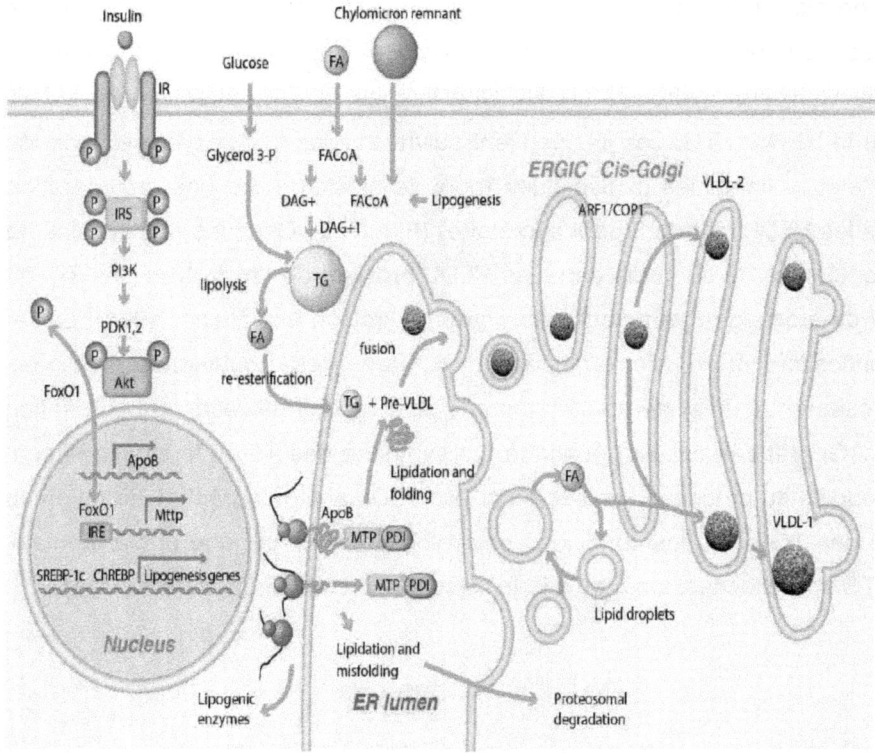

Figure 6 : Assemblage et sécrétion hépatique des VLDL.

J Clin Invest; 2008; 118(6):2012-5

Les **FA** (acides gras libres) sont estérifiés en diacylglycérides. Les TG sont ensuite synthétisés par la **DGAT1** (diacylglycérol acyl transférase 1). L'expression des enzymes de la lipogenèse *de novo* est régulée par des facteurs de transcription incluant **SREBP-1c** (sterol regulatory element binding protein-1c) et **ChREBP** (carbohydrate response element–binding protein) qui peuvent être stimulés par un environnement hyperinsulinique.

L'apoB-100 est transportée vers le **RE** (réticulum endoplasmique) où la **MTP** (microsomal triglyceride transfer protein) participe à la formation des pré-VLDL. Une mauvaise lipidation de l'apoB-100 conduit à la dégradation par le protéasome. Les pré-VLDL sont transférés vers l'appareil de Golgi par des vésicules **ERGIC** (ER–Golgi intermediate compartment) constituées par **COP-I** (coating protéine I) et **ARF-1** (ADP ribosylation factor 1). Les VLDL peuvent rester de petite taille (VLDL2), ou peuvent continuer leur processus de lipidation grâce aux gouttelettes lipidiques pour former les VLDL1 de grande taille.

L'insuline agit par l'intermédiaire de son récepteur (**IR**) et provoque la phosphorylation des tyrosines d'**IRS-1** (Insulin receptor substrate 1) qui active la **PI3K** (phosphoinositide 3-kinase) et les **PDKs** (phosphoinositide-dependent kinases), celles-ci phosphorylent et activent à leur tour l'**Akt** (serine/threonine protein kinase B), conduisant à la phosphorylation et à l'exclusion du noyau de **FoxO1** (forkhead box O1). Le gène de la **MTP** est réprimé par FoxO1.

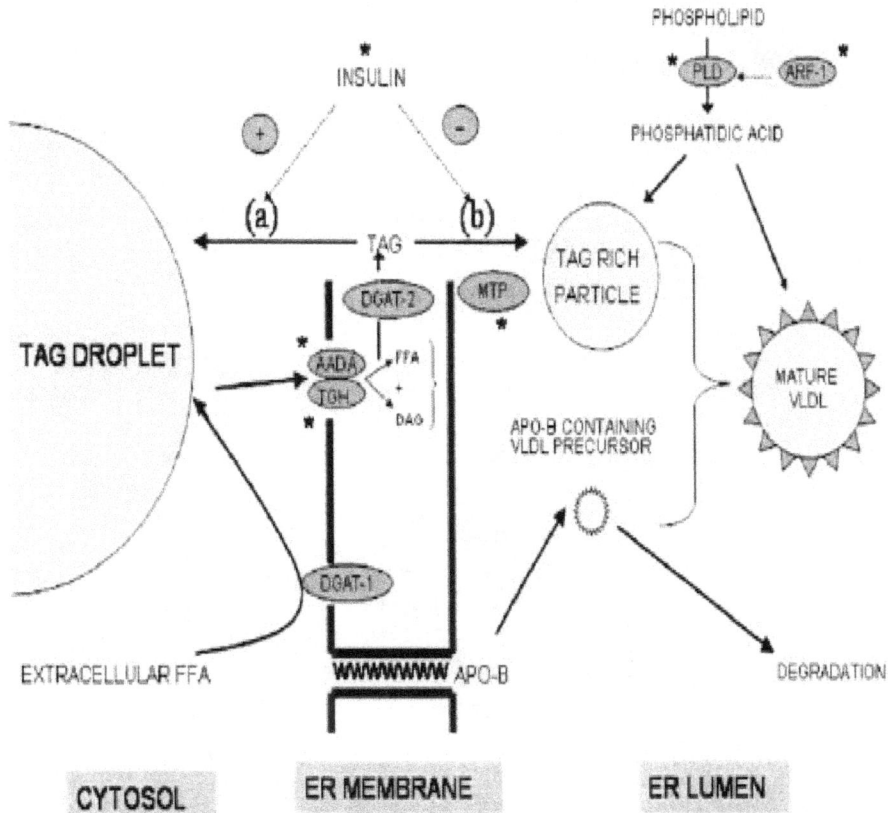

Figure 7 : Régulation de la production des VLDL dans l'hépatocyte.
Biochem Soc Trans; 2004; 32: 59-64

Dans l'hépatocyte, les **FFA** (acides gras libres) d'origine extra-cellulaire sont estérifiés par la **DGAT-1** (diacylglycérol acyltransférase-1) pour former des **TAG** (triglycérides) qui sont stokés dans le cytosol. Les **TAG** sont ensuite mobilisés grâce à l'action lipolytique de la **AADA** (arylacétamide déacétylase) et/ou de la **TGH** (triacylglycérol hydrolase). Les produits de la lipolyse sont alors re-estérifiés par la **DGAT-2** (diacylglycérol acyltransférase-2) pour former des **TAG** qui sont incorporés aux VLDL (voie b) et/ou recyclés dans les gouttelettes lipidiques du cytosol (voie a).
La voie (a) est stimulée par l'insuline et la voie (b) par la MTP. L'acide phosphatidique, libéré par l'activation de la **PLD** (phospholipase D) dépendante d'ARF-1, est incorporé aux pré-VLDL ou aux VLDL matures.

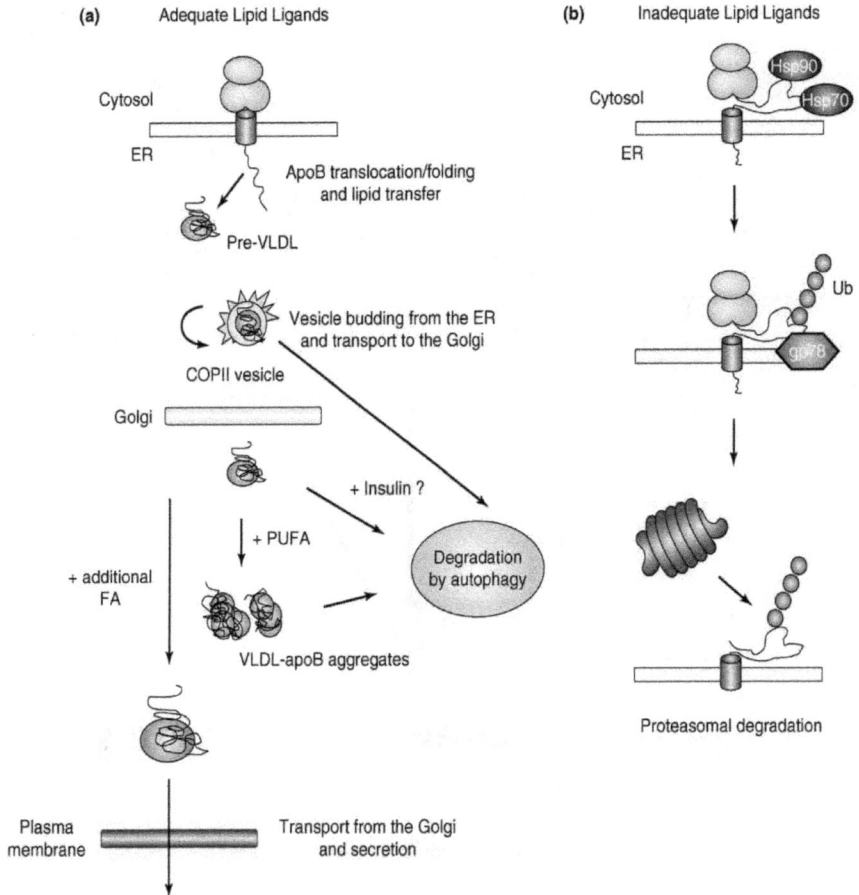

Figure 8 : Schéma de la sécrétion et de la dégradation de l'apoB.

Trends Endocrinol Metab; 2008; 19: 254-259

(a) Lipidation adéquate : l'apoB est transférée au **ER** (réticulum endoplasmique), se replie et se stabilise dans une conformation appropriée. Les pré-VLDL sont transportées vers l'appareil de Golgi dans des vésicules porteuses de **COPII**. L'insuline facilite le transfert post-ER de l'apoB en vue d'une dégradation par autophagie. Les **PUFA** (acides gras polyinsaturés) peuvent également stimuler la dégradation de l'apoB par autophagie.
(b) Lipidation inadéquate : le transfert de l'apoB naissante dans le ER est inefficicacee et les domaines de l'apoB sont exposés dans le cytosol. Après interaction avec des protéines chaperonnes **HSP** (Heat shock protein) au niveau cytosolique, l'apoB est poly-ubiquitinylée par l'action du complexe ubiquitin E3-ligase gp78 puis dégradée par le protéasome.

Chapitre IV. <u>Rôle de l'insuline sur le métabolisme des lipoprotéines</u> :

4.1 <u>Généralités</u> :

L'insuline joue un rôle essentiel dans la régulation du métabolisme lipidique en le modulant en fonction de l'état nutritionnel. A jeun, le taux abaissé d'insulinémie permet la sécrétion des VLDL pour l'approvisionnement des tissus cibles en lipides. En période postprandiale, la sécrétion d'insuline dans la veine porte est biphasique avec un premier pic sécrétoire précoce suivi d'un pic plus tardif. Le foie est une cible majeure du pic précoce d'insuline. Cette augmentation postprandiale de l'insulinémie inhibe la sécrétion des VLDL par stockage des lipides au niveau hépatique (Grefhorst and Parks). Cet effet inhibiteur de l'insuline est partiellement expliqué par la diminution du taux des AGL dans la circulation (limitant ainsi l'afflux des AGL nécessaires à la synthèse hépatique des TG et à la sécrétion des VLDL), mais aussi par un effet inhibiteur direct. La diminution des AGL est secondaire à l'effet inhibiteur de l'insuline sur l'activité de la lipase hormono-sensible (LHS) adipocytaire bloquant la lipolyse (Magkos et al 2010).

D'autre part, l'insuline favorise le catabolisme des TRL par stimulation de l'expression (Fried *et al* 1993) et de l'activité de la LPL (Robinson and Speake 1989) surtout dans le tissu adipeux. Le double effet de l'insuline sur l'activation de la LPL et la diminution d'activité de la LHS, explique l'action anti-lipolytique de l'insuline, en favorisant le stockage des TG et en réduisant la lipolyse adipocytaire.

De plus, l'insuline favorise le catabolisme des LDL en augmentant l'expression des LDL-R à la surface des cellules hépatiques (Mazzone *et al* 1984).

L'insuline intervient aussi dans le métabolisme des HDL par plusieurs mécanismes : elle active la LCAT, elle diminue l'activité de la LH, enzyme impliquée dans le catabolisme des HDL et influence l'activité plasmatique des protéines de transfert, en diminuant l'activité de la PLTP (Riemens *et al* 1999) et de la CETP. La diminution de l'activité de la CETP est plutôt expliquée par la réduction des AGL que par un effet direct de l'insuline sur la CETP (Arii *et al* 1997).

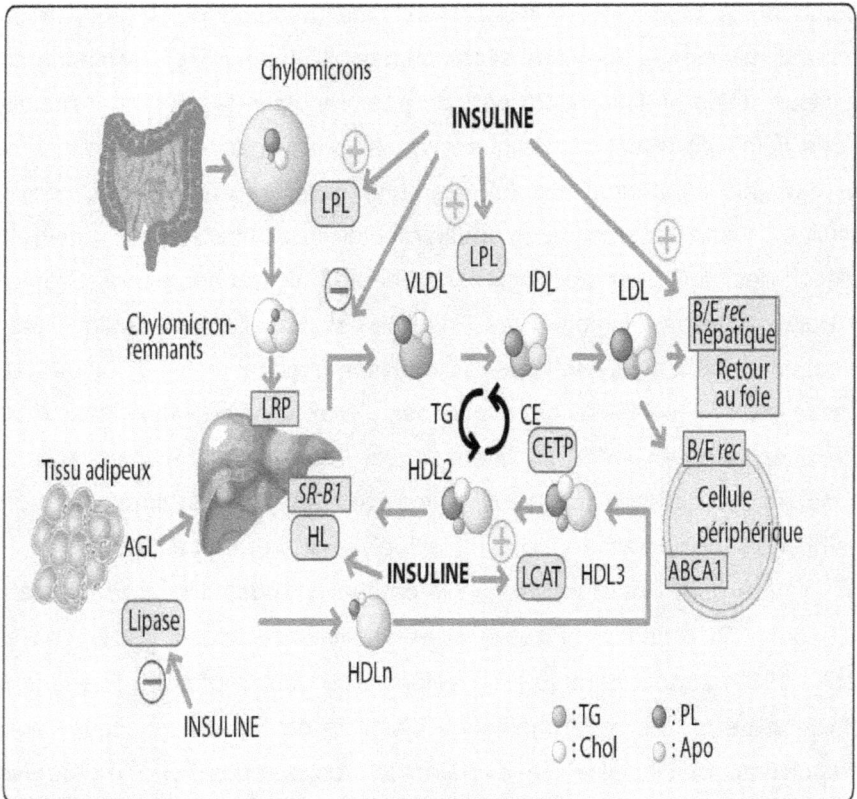

Figure 9 : Métabolisme des lipides chez l'homme et principaux sites d'action de l'insuline.
Endocrinologie; 2004; 106–116

ABCA1 (ATP binding cassette transporter A1), AGL (acides gras libres), Chol (cholestérol), CE (cholestérol estérifié), CETP (cholesteryl ester transfer protein), HL (lipase hépatique), HDL (high density lipoprotein), IDL (intermediate density lipoprotein), LCAT (lecithin-cholesterol acyl transferase), LPL (lipoprotéine lipase), LDL (low density lipoprotein), LRP (LDL-receptor related protein), B/E rec. (récepteur B/E).

4.2   Rôle de l'insuline sur la production des CM et des VLDL :

4.2.1 Action directe :

L'insuline se lie à son récepteur (RI) localisé sur la membrane plasmique des tissus cibles. Le RI est composé de 2 sous-unités α et 2 sous-unités β liées par des ponts disulfures. La sous-unité α qui lie l'insuline est entièrement extra-cellulaire (120 kDa) tandis que la sous-unité β (95 kDa) est transmembranaire contenant un domaine extra-cellulaire, un domaine membranaire et un domaine intracellulaire carboxyl-terminal. *In vitro*, il a été montré à jeun, une augmentation du nombre de récepteurs hépatiques à l'insuline (Saad *et al* 1992).

Les 2 voies majeures de signalisation insulinique sont : celle de la phosphatidylinositol-3 kinase (PI3K), activant la protéine kinase B et impliquée en priorité dans les effets métaboliques et la voie des MAP (mitogen activated proteins) kinases, impliquée en priorité dans les effets nucléaires, la croissance et la différenciation. Ce récepteur possède une activité tyrosine-kinase dans la sous-unité β qui permet une autophosphorylation du récepteur puis la phosphorylation sur des résidus tyrosine des protéines IRS (insulin receptor substrate) en priorité créant des complexes macromoléculaires d'activation à proximité du récepteur. La déphosphorylation de l'IR et de l'IRS-1 par des phosphotyrosines phosphatases (phosphatases cytosoliques : protéine tyrosine phosphatase PTP1B, et membranaires : LAR : leukocyte common antigen-related molecule,) diminue la signalisation de l'insuline (Fryirs *et al*). L'IRS-1 activé forme des complexes protéiques spécifiques avec différentes molécules, en particulier avec la PI3K par son domaine SH2.

L'activation de la PI3K génère le phosphatidylinositide 3, 4, 5 trisphosphate (PIP3) dans la membrane plasmique qui peut être inactivé par la PI3K phosphatase. Une fois formé, le PIP3 phosphoryle doublement la thréonine sérine kinase (Akt) permettant son activation. L'Akt activée phosphoryle FoxO1 provoquant sa sortie du noyau et son inactivation dans le cytoplasme par dégradation dans le protéasome. Ce mécanisme est dû à l'interaction de FoxO1 phosphorylé avec la protéine 14-3-3 (Manning and Cantley 2007) (Figure 9).

Au niveau hépatocytaire, la PI3K se transloque aussi sur la membrane du RE et génère PIP3 qui intervient dans l'assemblage des VLDL (Phung *et al* 1997). Les mécanismes sont : une inhibition de la synthèse (Brown and Gibbons 2001) et une augmentation de la dégradation de l'apoB nouvellement synthétisée (Yao and Vance 1988) responsables de l'accumulation transitoire des TG intra-cellulaires (Figure 9). L'action inhibitrice de PIP3 sur les processus d'assemblage des VLDL est permise grâce à sa charge électrique positive (Sparks and Dong 2009).

L'inactivation de FoxO1 par l'insuline, conduit à une diminution de l'expression de la MTP, une diminution de la transcription du gène de l'apoC-III et une diminution de la transcription du gène de la glucose 6-phosphatase. Cette enzyme catalysant l'étape finale de la gluconéogenèse et de la glycogénolyse, sa diminution provoque une utilisation du glucose dans la voie de la glycolyse et de la lipogenèse *de novo* (Sparks and Dong 2009).

In vitro, il a été montré que l'action suppressive directe de l'insuline passerait aussi via une voie indépendante de l'inhibition de la MTP (Sparks *et al* 2011) et une voie indépendante de l'augmentation d'expression du récepteur aux LDL (Chirieac *et al* 2002).

Au niveau entérocytaire, 2 études *in vitro* ont montré une diminution par l'insuline de la sécrétion des CM dans des lignées de cellules jéjunales fœtales, secondaire à la baisse du contenu intracellulaire en TG et en apoB-48 (Loirdighi *et al* 1992). Le mécanisme responsable de la baisse des TG serait une réduction de certains transporteurs tel que l'intestinal fatty acid binding protein (I-FABP) (Levy *et al* 2009) et celui responsable de la baisse d'apoB-48 serait dû à des modifications post-transcriptionelles de l'apoB-48

(Levy *et al* 1996). D'autre part, l'insuline diminue la synthèse de l'apoA-IV, protéine essentielle dans la 2ème étape de l'assemblage des CM (Tso *et al* 2004). Enfin, l'insuline régule négativement la synthèse entérocytaire du cholestérol par diminution de l'HMG-CoA réductase (Lally *et al* 2007) et par la diminution de l'estérification du cholestérol (Jiao *et al* 1989).

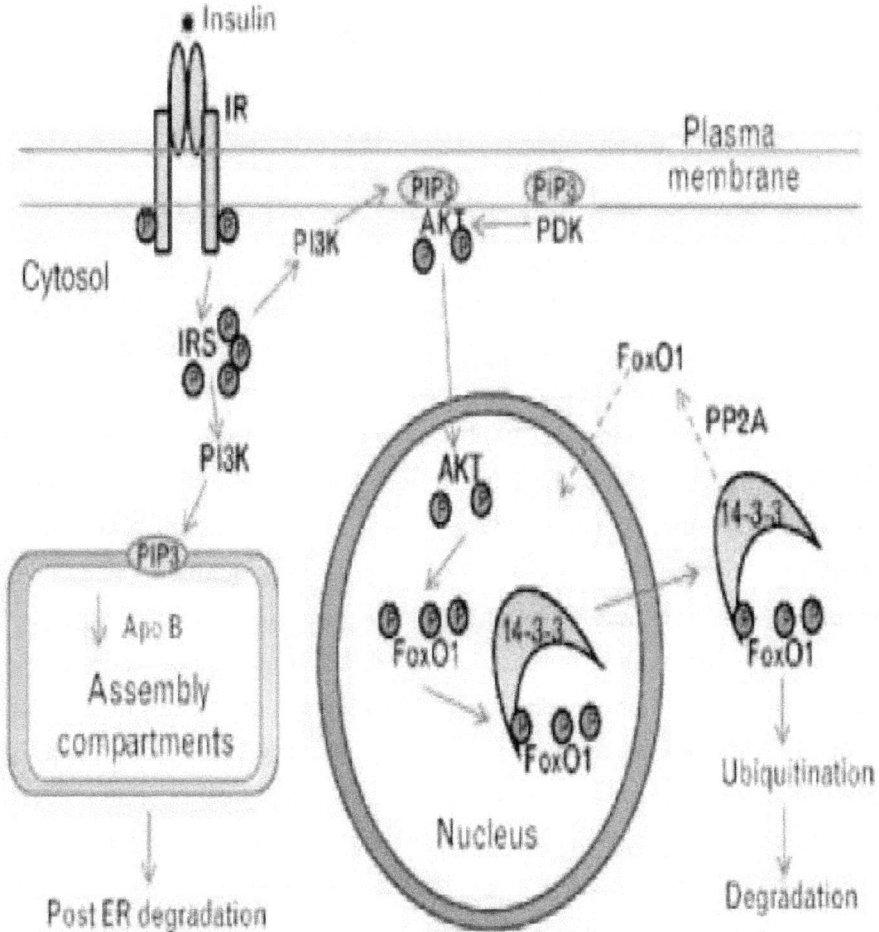

Figure 10 : Signalisation insulinique et assemblage des VLDL dans l'hépatocyte.
Current Opinion in Lipidology; 2009; 20:217–226

> Le récepteur de l'insuline est activé par autophosphorylation puis la phosphorylation d'**IRS** (Insulin receptor substrate 1) permet l'activation de la **PI3K** (phosphatidylinositide 3-kinase) au niveau de la membrane plasmique et du **RE** (réticulum endoplasmique). **La PI3K**, une fois activée, produit du **PIP3** (phosphatidyinositide 3,4,5 tris phosphate) qui va diminuer l'assemblage de l'apoB dans le RE.
> Dans la membrane plasmique, **PIP3** active l'**Akt-proteine kinase B** (serine/threonine kinase) par phosphorylation directe et par une phosphorylation dépendante de l'activation de la **PDK** (phosphoinositide-dependent kinase).
> **L'Akt** activée phosphoryle ensuite **FoxO1** conduisant à son inactivation par exclusion du noyau. **FoxO1**, une fois phosphorylé interagit avec la protéine 14-3-3 qui facilite l'exclusion de **FoxO1** vers le cytosol puis sa dégradation par le proteasome après ubiquitination.

4.2.2 <u>Action indirecte via les AGL</u> :

L'interaction du tissu adipeux et du foie est essentielle à l'homéostasie lipidique. Les VLDL sont une source de TG pour le tissu adipeux et les AGL provenant de la lipolyse des TG adipocytaires servent de précurseurs aux TG hépatiques qui vont être assemblés dans les VLDL. Les AGL sont les substrats énergétiques majeurs d'un très grand nombre de tissus (muscles, coeur, foie, cortex rénal), particulièrement pendant les périodes interprandiales. Il y a 3 sources d'AGL : la LDN, les AGL provenant du tissu adipeux et les AGL provenant des remnants de lipoprotéines.

Deux enzymes clés participent activement à la mobilisation des acides gras : la LPL et la LHS. La LHS libère des AGL provenant des TG stockés dans les gouttelettes lipidiques adipocytaires. L'insuline inhibe cette enzyme par un mécanisme dépendant de l'AMPc. Physiologiquement, la LHS est phosphorylée et transportée au contact de la gouttelette lipidique. Lorsque la LHS entre en contact interfacial avec les PL de la gouttelette lipidique, elle catalyse l'hydrolyse des TG. La périlipine est une protéine qui joue un rôle crucial dans le processus de lipolyse intra-cellulaire, car elle protège les gouttelettes lipidiques de l'action de la LHS. La phosphorylation de la périlipine par l'action de l'insuline empêche le contact interfacial entre la LHS et les TG ce qui inhibe la lipolyse (Blanchette-Mackie *et al* 1995).

La LPL hydrolyse les TG contenus dans les CM et VLDL générant des AGL qui vont être captés notamment par le tissu adipeux. L'insuline active la LPL adipocytaire et diminue la LPL musculaire, favorisant le stockage des TG dans l'adipocyte.

La diminution du taux des AGL plasmatiques provoquée par la double action de l'insuline sur l'inhibition de la LHS et l'activation de la LPL pourrait réduire la sécrétion des TRL. Chez le sujet sain, l'augmentation aigüe d'AGL plasmatiques par la perfusion d'intralipide et d'héparine, provoque une stimulation de l'assemblage et de la synthèse des TRL-hépatiques et intestinales (Duez et al 2008b). Cette action indirecte de l'insuline via le taux d'AGL plasmatiques sur la production des TRL reste encore controversée chez le sujet sain. Lewis *et al.* ont montré, chez le sujet sain, que l'effet inhibiteur de l'insuline sur la production des VLDL est en partie expliqué par la diminution des AGL (Lewis *et al* 1995). Cependant Malmström *et al.* ont montré que cet effet inhibiteur de l'insuline sur la production des VLDL totales (par diminution des VLDL1) est indépendant de ses effets sur les AGL. Dans cette même étude, la baisse aigüe des AGL par l'acipimox, diminue la production des VLDL2 plus petites et plus denses sans modification significative du taux de production des VLDL totales (Malmstrom *et al* 1998).

En ce qui concerne la lipogenèse *de novo* hépatique, l'insuline diminue, par inactivation de FoxO1, l'expression de certaines enzymes impliquées dans la LDN. En inactivant FoxO1, l'insuline agit en réduisant l'expression de 2 facteurs clés de la LDN : SREBP-1c et carbohydrate response element–binding protein (ChREBP) (Sparks and Dong 2009).

Dans la régulation du métabolisme lipidique, un des rôles majeurs du foie est celui de tampon entre le stockage et la sécrétion des TG en fonction du taux plasmatique d'AGL. Quand les AGL plasmatiques sont en excès, ils sont stockés sous la forme de TG et quand le taux est diminué, ils sont secrétés sous la forme de TG dans les VLDL. Cette modulation permet au foie de s'adapter aux différents taux d'AGL circulants. Les variations de l'état nutritionnel en relation avec les taux d'insuline et l'état postprandial peuvent influencer ce système tampon. L'insuline inhibe la TGH empêchant l'hydrolyse des TG de la gouttelette lipidique favorisant le stockage des lipides et diminuant la sécrétion des VLDL (Gibbons *et al* 2004). D'autre part, l'insuline favorise plutôt le stockage des TG dans les gouttelettes lipidiques que leur assemblage dans les VLDL (Gibbons 1990).

L'insuline a une double action : elle peut stimuler le recyclage et diminuer la lipolyse (Gibbons *et al* 2004).

Au niveau intestinal, l'insuline pourrait jouer un rôle dans la diminution de production des CM en diminuant la LDN via la baisse d'expression de SREBP-1c (Hsieh et al 2008).

4.2.3 Action indirecte via le glucose :

L'hyperglycémie aigüe a des effets controversés sur le métabolisme des TRL selon les conditions expérimentales.

In vitro, l'ajout de glucose, sur des lignées hépatocytaires, stimule la LDN en augmentant l'expression de certaines enzymes de la lipogenèse (acétylcoenzyme A carboxylase et fatty acid synthase). D'autre part, le glucose stimule la sécrétion des VLDL en stimulant l'hydrolyse des TG des gouttelettes lipidiques et en favorisant leur re-estérification et leur assemblage à l'apoB (Durrington *et al* 1982). Cette lipidation des VLDL n'augmente pas leur taille car il y a une augmentation parallèle de la synthèse de l'apoB. Mais cet effet semble dépendant de la présence de certains substrats comme les AGL et les AA (Brown *et al* 1999).

Ex vivo, chez la souris, le glucose favorise la sécrétion des VLDL par inhibition de l'oxydation des AGL dans le foie. Il a également été montré une stimulation de la captation des AGL au niveau adipocytaire (Bulow *et al* 1999).

In vivo, l'injection aigüe de glucose, chez la souris, stimule à la fois la sécrétion d'insuline et de noradrénaline. Cette dernière hormone diminuerait la sécrétion de l'apoB-48 mais pas de l'apoB-100 (Yamauchi *et al* 1998). D'autre part, chez le rat, il a été montré qu'un bolus de glucose stimule la sécrétion d'insuline avec une diminution de 66 % de la sécrétion d'apoB-100 et apoB-48 (Chirieac *et al* 2000) sans effet sur les taux d'AGL plasmatiques. Cette inhibition est attribuée à l'effet de 1er passage hépatique de l'insuline.

Par contre, un clamp hyperglycémique aigu en période postprandiale, chez la souris, peut stimuler la sécrétion des TG de manière indépendante des taux d'insuline et d'AGL (Hirano *et al* 1990).

Chez l'homme sain, l'apport oral de glucose diminue la lipémie postprandiale d'une manière dose-dépendante. Cet effet peut être expliqué d'une part par la réduction de la vidange gastrique et d'autre part par la sécrétion d'insuline (Cohen and Berger 1990). La description plus récente de l'effet des incrétines : le glucagon-like peptide-1 (GLP-1) et le gastric inhibitory peptide (GIP) pourrait éclaircir le rôle du glucose oral sur le métabolisme des TRL. Des études animales ont montré, d'une part que le GLP-1 diminue l'absorption des lipides et la sécrétion de l'apoB et de l'apoA-IV (Qin *et al* 2005), diminue la production de CM (Hsieh *et al* 2008) et stimule le catabolisme des CM par l'activation de la LPL adipocytaire (Hsieh *et al* 2008). Dans un modèle de hamster, le GLP-2 joue un rôle opposé au GLP-1 en stimulant la sécrétion des CM. Chez l'homme sain, la perfusion de GLP-1 diminue la lipémie postprandiale (Meier et al 2006a). Chez l'homme sain, l'apport intra-veineux de glucose lors d'un clamp hyperglycémique réduit les TG plasmatiques. Cette diminution pourrait être due à la baisse d'expression de la PLTP ce qui favorise la dégradation de l'apoB par autophagie et la diminution de sécrétion des VLDL (Van Tol *et al* 1997).

4.3 Clamps insuliniques :

4.3.1 Principes généraux :

4.3.1.1 Clamp hyperinsulinique-euglycémique :

Il a été décrit par DeFronzo *et al* en 1979 et constitue la méthode de référence de mesure de la résistance à l'insuline. Pour mettre au point cette méthode de mesure de l'insulinosensibilité, les auteurs se sont inspirés d'un article de Seltzer *et al* de 1967 qui avait défini un « index insulinogénique » permettant de mesurer à la fois l'insulinosensibilité et l'insulinosécrétion. L'insulinosécrétion prenait en compte le ratio concentrations plasmatiques d'insuline/glucose, en postulant qu'à n'importe quel moment l'insuline était le reflet de la réponse à la concentration de glucose; ce phénomène de dose-réponse étant de type linéaire. Le ratio inverse concentrations plasmatiques glucose/insuline permettait de mesurer l'insulinosensibilité (Seltzer *et al* 1967). Le problème mis à jour par DeFronzo était que les 2 variables utilisées dans cet index sont dépendantes l'une de l'autre, c'est-à-dire qu'au fur et à mesure que l'on fait augmenter la concentration de glucose, la sécrétion d'insuline augmente mais aussi qu'au fur et à mesure que l'on fait augmenter la concentration plasmatique d'insuline, la concentration de glucose diminue. La nouveauté du travail de DeFronzo pour la technique du clamp a été de fixer par l'investigateur à une valeur constante l'une des 2 variables. Le principe du clamp insulinique-euglycémique repose sur une perfusion d'insuline exogène à débit continu associée à une perfusion variable de glucose, adaptée de façon à maintenir la glycémie constante (DeFronzo *et al* 1979). L'objectif du clamp est d'obtenir un taux plasmatique d'insuline d'au moins 100 µUI/ml, permettant une suppression de la production hépatique de glucose, une diminution de la lipolyse par inhibition de la LHS et une réduction d'au moins 60% de la sécrétion basale pancréatique. Chez le sujet sain, on débute par une dose d'insuline de 120 mUI/m²/min en perfusion avec une réduction de 12 mUI toutes les 2 minutes pendant les 10 premières minutes jusqu'à un objectif de 40 mUI/m²/min pendant 110 minutes. Pour obtenir un plateau euglycémique, il faut utiliser une perfusion variable de glucose à 20% et des contrôles glycémiques capillaires toutes les 5 minutes. La perfusion de glucose est commencée de façon empirique à 2 mg/kg/min puis adaptée par l'opérateur. L'objectif du clamp est d'obtenir un plateau (steady state) correspondant à l'équilibre entre la quantité de glucose perfusée et celle métabolisée (néoglycogenèse et utilisation périphérique du glucose). Cette condition rend invalide l'état post-prandial pour mesurer la sensibilité à l'insuline (Trout *et al* 2007). Cette méthode permet de calculer 2 paramètres : l'index d'insulinosensibilité et le taux de clairance de l'insuline (metabolic clairance rate ou MCR). L'index d'insulinosensibilité est calculé par le ratio M/I (M est la M value et I est la concentration plasmatique moyenne en insuline, pendant les 30 ou 60 dernières minutes du clamp). Le calcul de la M value se fait par la formule : M= INF-UC-SC (INF est la perfusion de glucose en mg/kg/min ; UC est la perte de glucose urinaire fixée à 0,2 mg/kg/min ; SC est le facteur de correction qui permet d'ajuster la quantité de glucose qui n'est pas métabolisée mais qui n'est plus dans le plasma). Le SC est calculé par la formule : SC= (G2-G1) x 0,095 (G2 et G1 représentent les concentrations de glucose en mg/dl à la fin et au début d'un intervalle de temps de 20 minutes et 0,095 est une constante). Le SC peut jouer un rôle important si la concentration de glucose est instable. Le MCR est calculé par la formule : perfusion d'insuline (μUI/m²/min)/la différence d'augmentation de la concentration moyenne d'insuline plasmatique entre 0 et 40 minutes du clamp et les dernières 40 à 120 minutes du clamp (μUI/ml). Le MCR est exprimé en ml/m²/min. Ce calcul est basé sur le postulat que la sécrétion pancréatique d'insuline reste inchangée pendant toute la période de perfusion d'insuline. Cependant, le MCR peut surestimer le résultat de 10%.

4.3.1.2   **Clamp hyperglycémique :**

Il permet d'évaluer la capacité insulinosécrétoire des cellules β du pancréas, le but étant d'élever la concentration de glucose dans le sang jusqu'à un plateau hyperglycémique (autour de 11 mmol/l) et de le maintenir à ce niveau pendant 120 minutes. L'adaptation de la perfusion de glucose se réalise de la même manière que pour le clamp insulinique-euglycémique. L'insulinosécrétion est calculée par le ratio I/M (I étant la concentration plasmatique moyenne d'insuline mesurée à des intervalles de 2 minutes pendant les 10 premières ou les 10 dernières minutes du clamp divisée par la M value définie ci-dessus pour les mêmes intervalles de temps). Le calcul sur les 10 1ères minutes permet d'évaluer le pic précoce d'insulinosécrétion et celui des 10 dernières minutes permet d'évaluer le pic tardif d'insulinosécrétion. Contrairement au test d'hyperglycémie provoqué par voie orale (HPO) pour lequel la dose de glucose ingérée est fixe, dans le clamp hyperglycémique, c'est la concentration plasmatique de glucose qui est fixe. Cette technique permet d'évaluer 3 variables physiologiques : la quantité de glucose métabolisé qui est le reflet de l'insulinosensibilité ainsi que la réponse insulinosécrétoire précoce et tardive de la cellule β.

Chapitre V. <u>Modèles cinétiques d'étude du métabolisme des lipoprotéines</u> :

5.1   <u>Généralités</u> :

Le métabolisme des lipoprotéines est complexe. Des mesures statiques des paramètres lipidiques ne permettent pas de comprendre totalement les mécanismes physiologiques et physiopathologiques de ce métabolisme. Le marquage des apoprotéines et des lipides par l'utilisation de traceurs isotopiques qui sont soit des radio-isotopes ou actuellement plutôt des isotopes stables a permis une avancée considérable dans la connaissance du métabolisme des lipoprotéines.

Le traceur est une molécule chimiquement identique à celle que l'on veut tracer, mais elle se distingue par le marquage avec des isotopes radioactifs ou des isotopes stables qui permet de la différencier de la molécule tracée qui est la molécule naturelle non marquée. Un traceur isotopique est obtenu en substituant un ou plusieurs atomes dont l'abondance naturelle est plus faible. Les isotopes d'un atome donné se distinguent les uns des autres par un nombre différent de neutrons dans le noyau alors que le nombre de protons et d'électrons caractéristiques d'un élément donné ne change pas. Les isotopes diffèrent par leur masse mais pas par leurs propriétés chimiques qui dépend de la configuration électronique.

Les méthodes de marquage avec des radio-isotopes furent les 1ers modèles de marquage des lipoprotéines. Cette méthode consiste à isoler les lipoprotéines d'un sujet pour en marquer la partie protéique avec un marqueur radioactif iodé (iode[125] ou [131]) puis à les réinjecter dans l'organisme pour mesurer la décroissance radioactive (Mc 1958). Cette méthode pose des problèmes éthiques et pratiques concernant l'utilisation de matériel radioactif chez l'homme et des problèmes expérimentaux dus aux modifications physico-chimiques des lipoprotéines suite à leurs manipulations *ex vivo*. Les radio-isotopes peuvent également être utilisés pour le marquage *in vivo* des lipoprotéines. La technique consiste à utiliser une molécule entrant dans la voie de biosynthèse d'une lipoprotéine (par exemple la ^{3}H-leucine pour le marquage des apoprotéines (Fisher *et al* 1997). Cependant, les contraintes de l'utilisation chez l'homme de radio-isotopes restent les mêmes.

La question de ces contraintes a été résolue depuis l'utilisation des isotopes stables au début des années 1990. Ces isotopes stables sont présents naturellement à faible quantité par rapport à leur élément respectif et sont inoffensifs. Les isotopes les plus utilisés sont le ^{2}H, le ^{13}C, le ^{15}N, le ^{18}O et le ^{3}D. Leur mesure est plus difficile que celle des radio-isotopes, mais le développement des techniques de spectrométrie de masse a permis de résoudre ce problème. Plusieurs acides aminés (^{2}H$_3$-leucine, ^{2}H$_3$-valine, ^{2}H$_2$-lysine) sont utilisés pour le marquage d'apoprotéines sans affecter les paramètres cinétiques (Lichtenstein *et al* 1990), mais la leucine reste la plus utilisée. En effet, la leucine est un acide aminé essentiel à chaîne ramifiée, qui est majoritairement catabolisé dans le muscle et non dans le foie, car le muscle est riche en transaminases qui dégradent les acides aminés ramifiés en acide α-cétoisocaproique (KIC) (Hoerr *et al* 1991). Concernant le marquage des composants lipidiques des lipoprotéines, le ^{2}H$_5$-glycérol et le ^{13}C-palmitate permettent de marquer les TG.

5.2 Administration d'un traceur :

L'administration d'un traceur peut se faire soit par l'administration d'un bolus, soit par une perfusion à débit constant ou par une combinaison des 2 méthodes. Parhofer *et al* ont montré, lors d'un marquage protéique avec des isotopes stables, que les résultats obtenus pour l'apoB-100 des VLDL ne différaient pas quelle que soit la méthode utilisée (Parhofer *et al* 1991). La perfusion constante a souvent été utilisée pour étudier la cinétique de l'apoB-48. Les traceurs permettent de mesurer l'apparition d'un substrat nouvellement synthétisé en utilisant le principe de la dilution isotopique. On introduit le traceur par voie intraveineuse et on mesure la dilution de ce traceur dans les molécules naturelles (c'est à dire le ratio entre la molécule marquée et la molécule naturelle) ; le traceur est d'autant plus dilué qu'il y a plus de molécules nouvelles apparaissant. Pour ces mesures, on peut, avec la méthode du bolus, suivre la décroissance avec le temps de l'enrichissement du traceur ou par la méthode de perfusion attendre que l'enrichissement soit constant.

La combinaison des 2 méthodes de marquage : bolus et perfusion, permet d'obtenir d'avantage d'informations. En perfusant un AA marqué, il est possible d'étudier sa cinétique d'incorporation dans toutes les apoprotéines du corps, celles à renouvellement rapide comme dans les CM et les VLDL et celles à renouvellement plus lent comme dans les LDL.

L'incorporation du traceur au cours du temps permet de déterminer l'enrichissement en traceur d'une molécule et d'obtenir des courbes d'enrichissement de la molécule tracée. Ensuite, on procède à l'étape de modélisation, c'est-à-dire à l'analyse cinétique et mathématique des courbes afin d'obtenir des informations sur le métabolisme de la molécule étudiée.

5.3 Steady State :

Un système est à l'état d'équilibre (steady state) pendant une période si, pour chaque compartiment, le taux d'apparition de la substance étudiée est égal au taux de disparition de cette même substance. La quantité de la substance est invariable dans le temps. L'obtention d'un steady state réel est rare dans les systèmes biologiques. Par contre, des fluctuations mineures proches du steady state idéal peuvent être trouvées.

5.4   Analyse cinétique par modélisation :

Le système est un ensemble biologique, composé de différentes parties ayant des liens entre elles et dans lequel évolue un certain nombre de molécules. Le terme tracé correspond à la substance naturellement présente dans le système biologique. Le traceur est un « fac similé » de la substance tracée devant avoir le même comportement que le tracé dans le système biologique étudié (devenir métabolique identique à la substance tracée) et dont l'introduction ne perturbe pas l'équilibre du système étudié. Les données cinétiques d'apoprotéines sont exprimées par le ratio « tracer to tracee » (TTR) qui s'exprime par la formule : $z(t) = e(t)/(ei-e(t))$ (où ei est l'enrichissement du traceur administré, $e(t)=a(t)-a_N$ où $a(t)$ et a_N représentent respectivement l'abondance isotopique de la molécule marquée et non marquée. Le TTR est généralement exprimé en %. En résumé, le TTR correspond au ratio des apoprotéines qui ont incorporé l'isotope stable par rapport à la quantité des apoprotéines n'ayant pas incorporé cet isotope stable. Ce ratio peut être ajusté de 2 manières : l'ajustement à partir d'une courbe standard (différents ratios pré-déterminés de D3-leucine/leucine correspondant à la gamme attendue d'enrichissement sont réalisés et passés en chromatographie gazeuse/spectrométrie de masse (GC/MS) le même jour que les échantillons); l'ajustement par un standard interne ajouté dans les échantillons et mesurés le même jour au GC/MS.

La modélisation compartimentale consiste en l'élaboration d'un modèle qui représente un système subdivisé en plusieurs compartiments ayant de nombreuses interrelations entre eux. Un compartiment peut se définir comme un sous-ensemble d'éléments cinétiquement homogènes et distincts des autres éléments du système. Un compartiment peut échanger de la matière avec les autres compartiments. Ces échanges sont définis par des flux. Par exemple les échanges entre deux compartiments i et j sont définis par un flux (F_{ji}) exprimé en quantité de matière Q_i transférée du compartiment i au compartiment j par unité de temps. Fji= Kji x Qi; où Qi est la quantité de substance dans le compartiment i et Kji un coefficient de transfert égal à la fraction de Qi empruntant Fji par unité de temps. Autrement dit, Kji est la probabilité qu'a une particule du compartiment i d'emprunter Fji par unité de temps. On peut exprimer le Kji par pool/h ou pool/j (par exemple si Kji=0,1 pool $h^{-}1$, celà veut dire que 10 % de la substance est transférée du compartiment i au compartiment j par heure).

5.5 Equations différentielles :

Un compartiment i subit des entrées ainsi que des sorties modifiant ainsi Qi. Le compartiment i peut être décrit par une équation différentielle de 1er ordre dQi/dt. La somme des flux entrant dans le système est égale à la somme des flux qui en sortent. Ainsi, l'équation différentielle représentant le bilan massique instantané du compartiment i est :

Qi=F_{im} -F_{ni}=$K_{im}.Q_{m}$-$K_{ni}.Q_n$ (F_{im} et F_{ni} qui représentent les flux d'entrée et les flux de sortie) respectivement.

Dans le cas d'un système massiquement équilibré, les masses de tous les compartiments sont constantes ainsi que les flux massiques de l'ensemble des processus.

La masse du compartiment Qi est déterminée par 2 facteurs : le flux d'entrée F_{im} et le flux de sortie F_{ni}. Une diminution du paramètre de sortie F_{ni} sans changement du débit d'entrée F_{im} entraîne une augmentation du Qi.

5.5 Fractional Catabolique Rate :

Le taux fractionnel de catabolisme (fractional catabolic rate ou FCR) correspond à la proportion de la masse d'un compartiment qui est renouvelée par unité de temps. Le FCR correspond au K qui quitte le compartiment i. Le temps de résidence correspond à l'inverse du FCR. Dans le cas d'un système massiquement équilibré, lorsque la quantité de Q (tracee pool size) est connue, on peut calculer un taux de production (production rate ou PR) = FCR.Q

Dans les études cinétiques de lipoprotéines, la taille du pool (tracee pool size) peut être déterminée par la concentration de la substance tracée dans le compartiment multipliée par le volume plasmatique de diffusion de l'apoprotéine.

5.7 Analyse cinétique du métabolisme des lipoprotéines par le logiciel SAAMII :

Bien que la régression linéaire et la fonction exponentielle aient été utilisées, la modélisation compartimentale est l'approche la plus appropriée et la plus complexe pour obtenir des informations sur le métabolisme d'une substance donnée. Le logiciel SAAMII est le plus utilisé en pratique dans la modélisation compartimentale. Il permet le développement de modèles multicompartimentaux en plusieurs étapes : a) création de la structure du modèle b) caractéristiques de l'expérience effectuée sur le modèle c) estimation des paramètres et ajustement d) comparaison des modèles. La structure du modèle s'établit d'après les connaissances physiologiques du système étudié et les données expérimentales disponibles. Cette structure rend compte des différentes interrelations entre les compartiments du modèle mis en place. Une fois le modèle établi, le logiciel SAAMII produit automatiquement les équations différentielles à partir de sa structure compartimentale. La 2ème étape consiste à préciser les caractéristiques du protocole expérimental, principalement le mode d'administration du traceur et les compartiments associés. On peut ensuite estimer les paramètres en ajustant leurs valeurs jusqu'à obtenir le meilleur ajustement.

5.8 Métabolisme de l'apoprotéine B48 :

Pour valider les données cinétiques obtenues lors de nos expériences sur le métabolisme de l'apoB-48, un certain nombre de postulats ont été faits.

Le 1er postulat était que les sujets d'étude atteignaient un état stable, dans nos conditions expérimentales d'alimentation continue; le 2ème était que l'enrichissement en D3-leucine de l'apoB-48 produite par l'entérocyte était constant et sa sécrétion constante dans le plasma pendant toute la durée de l'étude.

Le CM a comme protéine spécifique l'apoB-48. Le traceur $^2H_3$-leucine est injecté au niveau plasmatique qui représente le compartiment 1. Le compartiment 2 (ou delay) représente le compartiment de synthèse, d'assemblage et de sécrétion de l'apoB-48 et le compartiment 3 représente le pool plasmatique de l'apoB-48 enrichie en D3-leucine (Figure 11).

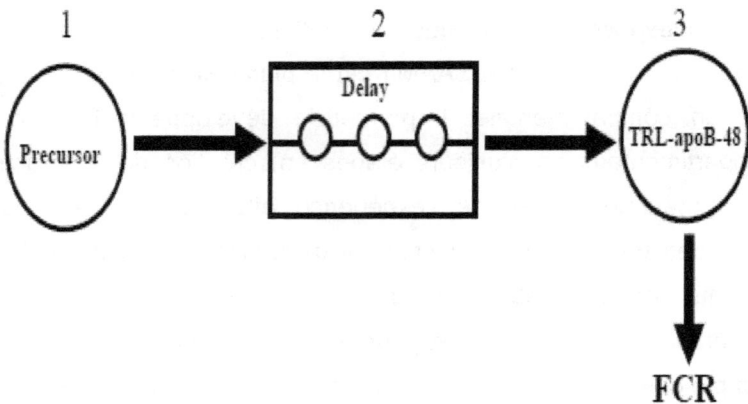

Figure 11 : Modèle multicompartimental d'étude du métabolisme des TRL-apoB-48.

Le compartiment 1 représente le pool plasmatique d'acides aminés. Le compartiment 2 est un compartiment intracellulaire représentant la synthèse d'apoB-48 et l'assemblage des TRL-apoB-48 dans l'intestin. Le compartiment 3 représente le pool plasmatique des TRL-apoB-48.

D'autres modèles plus complexes ont été utilisés par Xiao *et al* qui modélisent l'apoB-48 de la même façon que l'apoB-100 dans les VLDL1 et VLDL2. La sortie de l'apoB-48 enrichie du compartiment « delay » se fait par 2 voies indépendantes dans les VLDL1 ou 2. Le FCR des VLDL2-apoB-48 est mesuré de façon directe (k 0,12) alors que le FCR total des VLDL1-apoB-48 est la somme de l'élimination directe de ces particules (k 0,11) et de l'élimination indirecte par conversion en VLDL2-apoB-48 (k 12,11) (Xiao *et al* 2010) (Figure 12).

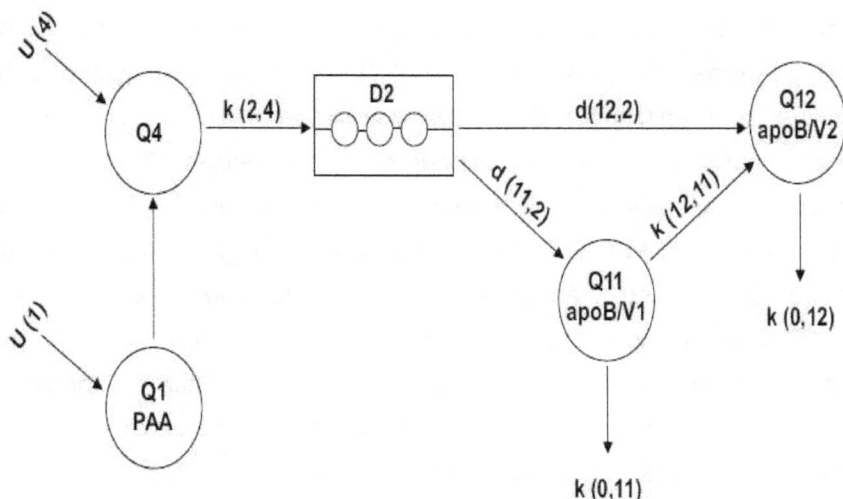

Figure 12 : Modèle compartimental d'étude du métabolisme des VLDL1 et VLDL2-apoB.
Diabetes ; 2011; 60(2):383-90

Ce modèle a été utilisé aussi bien pour apoB-48 que pour apoB-100. Q1,compartiment d'enrichissement plasmatique en isotope stable ; Q4, compartiment de dilution isotopique plasmatique ; D2, compartiment intra-cellulaire représentant la synthèse de l'apoprotéine et l'assemblage de la lipoprotéine ; Q11, compartiment qui représente le pool des VLDL1-apoB ; Q12, compartiment qui représente le pool des VLDL2-apoB.

Chapitre VI. <u>Mécanismes des anomalies lipidiques chez le patient</u>
<u>diabétique de type 2</u> :

6.1   <u>Généralités</u> :

Dans la physiopathologie des anomalies lipidiques observées au cours du diabète de type 2, certains facteurs comme l'insulinorésistance, l'hyperinsulinisme, l'augmentation des AGL circulants et l'hyperglycémie chronique sont impliqués. Cette dyslipidémie est caractérisée par des anomalies quantitatives et qualitatives des lipoprotéines (Table 1). Les anomalies quantitatives comprennent : l'augmentation du nombre de particules de TRL (CM et VLDL) notamment en période post-prandiale et une diminution du HDL-cholestérol plasmatique. Parmi les anomalies qualitatives, on note principalement : une augmentation de la taille des VLDL, un enrichissement en TG des HDL et LDL avec une augmentation du nombre de LDL petites et denses, une augmentation des LDL oxydées et une augmentation de la glycation des apolipoprotéines (Figure 13).

Dans l'insulinorésistance, l'hypertriglycéridémie qui est au cœur de la physiopathologie de cette dyslipidémie est expliquée à la fois par une hyperproduction des TRL-apoB-100 et TRL-apoB-48 et par un défaut de leurs catabolismes.

L'hyperproduction des TRL-apoB-48 a été récemment reconnue comme une composante de l'insulinorésistance des sujets diabétique de type 2.

L'hyperproduction associée des CM et des VLDL apparaît principalement secondaire au couple insulinorésistance-hyperinsulinisme. Des défauts de signalisation insulinique ont été montrés au niveau de l'hépatocyte et de l'entérocyte.

La diminution du catabolisme des CM et des VLDL est expliquée notamment par la diminution de l'activité de la LPL secondaire à l'insulinorésistance et par la saturabilité de la LPL lors de la compétition entre les CM et les VLDL. L'augmentation retrouvée de l'apoC-III contenue dans les TRL contribue à la diminution de l'activité de LPL, de la LH et à la réduction de la captation hépatique des TRL (Ooi *et al* 2008).

Cette diminution du catabolisme des TRL prolonge leur temps de résidence sanguin (Duez *et al* 2008c) ce qui facilite le transfert des TG des TRL vers les LDL et HDL sous l'action de la CETP; les LDL et HDL enrichies en TG sont des substrats privilégiés de la LH dont l'action est responsable de la formation des LDL petites et denses et de l'augmentation du catabolisme des HDL (Adiels *et al* 2008).

La stéatose hépatique, fréquemment retrouvée dans les états d'insulinorésistance-hyperinsulinisme a été associée d'une part à l'hyperproduction des VLD1 (Adiels *et al* 2007) et d'autre part à une baisse du catabolisme des CM (Matikainen *et al* 2007).

Les TRL agissent donc indirectement sur les phénomènes d'athérosclérose en favorisant l'apparition de 2 anomalies lipidiques athérogènes : l'augmentation du nombre de LDL petites et denses et la baisse de concentration du HDL-cholestérol.

Tableau 1 : Principales anomalies des lipoprotéines dans le diabète de type 2

Lipoprotéines	Taux plasmatique	Anomalies quantitatives	Anomalies qualitatives
Chylomicrons	↑	↑ Production ↓Catabolisme	Glycation des apolipoprotéines
VLDL	↑	↑ Production ↓Catabolisme	↑VLDL1
IDL	↑	↓Catabolisme	Enrichissement en TG
LDL	Normal ou légèrement ↑	↓ Production ↓Catabolisme	LDL petites et denses
HDL	↓	↑Catabolisme	Enrichissement en TG, Glycation des apolipoprotéines

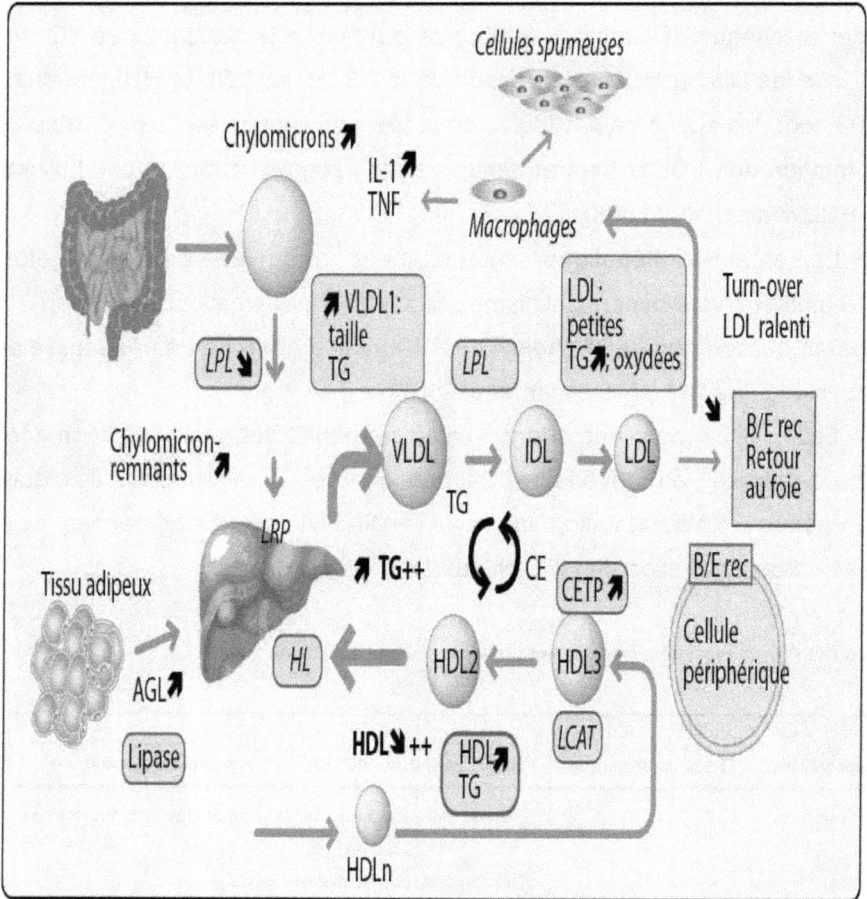

Figure 13 : Principales anomalies du métabolisme des lipoprotéines au cours du diabète de type 2.

Endocrinologie; 2004; 106–116

Hypertriglycéridémie (augmentation de production des VLDL, diminution du catabolisme des lipoprotéines riches en TG par activité de la LPL). HDL-cholestérol bas (augmentation du catabolisme). Ralentissement du turn-over des LDL-R. Transfert accru de TG entre les lipoprotéines riches en TG d'une part et les LDL, HDL d'autre part. Prépondérance de VLDL1 (de grande taille, riches en TG) captées préférentiellement par les macrophages.

6.2   Lipoprotéines riches en triglycérides :

6.2.1 Chylomicrons :

Il existe une augmentation à jeun et en période postprandiale des TRL-apoB-48 dans le diabète de type 2 (Curtin et al 1996, Harbis et al 2001, Schaefer et al 2002). Cette augmentation pourrait être expliquée par 2 mécanismes : une augmentation de la production des TRL-apoB-48 et/ou un défaut de clairance de ces particules. Nous allons détailler les différents facteurs jouant un rôle dans ces mécanismes physiopathologiques.

6.2.1.1 Rôle de l'hyperinsulinisme/insulinorésistance :

In vivo, dans un modèle animal (*Syrian Golden hamster*) rendu insulinorésistant par une alimentation enrichie en fructose (*fructose-fed hamster*), il a été montré une augmentation de la production des TRL intestinales 2 à 4 fois plus élevée que dans le modèle de hamster non insulinorésistant (Haidari *et al* 2002). Cette sécrétion accrue de TRL intestinales a été confirmée *ex vivo* sur des cultures d'entérocytes de hamster insulinorésistant. Des expériences *ex vivo* sur l'entérocyte ont montré que l'alimentation chronique en fructose est associée à une plus grande stabilité de l'apoB-48 intracellulaire, à une augmentation de la lipogenèse entérocytaire *de novo*, à une augmentation de la synthèse endogène de TG et de CE et à une sur-expression de la MTP, protéine clé de l'assemblage des lipoprotéines intestinales (Figure 14). Cette surproduction des TRL intestinales a été confirmée *in vivo* et *ex vivo*, dans le même modèle animal rendu insulinorésistant par une alimentation riche en graisses (high fat-fed Syrian Golden hamster) (Leung *et al* 2004). Une alimentation enrichie en fructose plus courte (2 jours) n'a pas d'effet sur la production des TRL intestinales permettant de conclure que l'effet de cette alimentation est un processus chronique (Haidari *et al* 2002).

Sur le plan de la signalisation insulinique, des expériences *in* et *ex vivo* réalisées avec le modèle de hamster insulinorésistant (fructose-fed hamster), ont montré des défauts au niveau entérocytaire comprenant une diminution de la quantité et de la phosphorylation d'IRS-1 et de la quantité de la protéine Akt et inversement une augmentation de la quantité de la sous-unité p110 de la PI3-kinase, de PTP1B et de la phosphorylation de ERK (*extracellular signal-related kinase*). Ces anomalies sont en faveur d'une insulinorésistance intestinale dont la conséquence est une hyperactivation de la voie ERK conduisant d'une part à une augmentation d'expression de la MTP et de l'apoB et d'autre part, à une augmentation de SREBP-1 responsable d'une augmentation de la lipogenèse *de novo*. Ces anomalies conduiraient à une augmentation de la production et de la sécrétion des TRL intestinales (Avramoglu *et al* 2006, Federico *et al* 2006) (Figure 14). Un traitement par la rosiglitazone (un agoniste Peroxisome proliferator-activated receptor : PPAR-γ), dans les 2 modèles animaux d'hamsters insulinorésistants, corrige l'élévation de la quantité de MTP et réduit la surproduction intestinale des TRL, probablement en favorisant l'insulinosensibilité intestinale (Lewis *et al* 2005).

Cette surproduction des TRL intestinales a été confirmée dans un autre modèle animal d'insulinorésistance/diabète de type 2 nutritionnellement induit (gerbille Psammomys obesus) corroborant le lien entre l'insulinorésistance et cette surproduction. Dans ce modèle de gerbille, une augmentation d'activité de la MGAT (monoacylglycérol acyltransférase) et de la DGAT et une augmentation de l'expression L-FABP favorisant la lipogenèse *de novo*, ont été retrouvées, mais sans anomalie de la MTP (Zoltowska *et al* 2003).

L'hyperproduction des TRL intestinales comme nouvelle caractéristique du syndrome d'insulinorésistance a été confirmée par une étude qui a montré pour la 1ère fois chez l'homme sain, que la production intestinale des TRL était augmentée en fonction du degré d'hyperinsulinisme et d'insulinorésistance (Duez *et al* 2006). Cette hyperproduction a été retrouvée chez des patients diabétiques de type 2 hypertriglycéridémiques et s'associe à une baisse de clairance des TRL intestinales (Hogue *et al* 2007). Chez des sujets sains, un hyperinsulinisme, induit soit par des aliments à fort index glycémique, soit par un clamp hyperinsulinique, retarde l'apparition des TRL intestinales dans le plasma après un repas gras (Harbis *et al* 2001) alors que chez des sujets obèses et insulinorésistants, un repas mixte contenant des glucides à fort index glycémique exacerbe l'hyperlipidémie postprandiale (Harbis et al 2004).

Chez l'homme sain, contrairement aux modèles animaux, malgré un effet insulinosensibilisant, la rosiglitazone ne permet pas la réduction de la production des TRL d'origine intestinale ou hépatique ni n'améliore leur clairance. Il se dégage même une tendance non significative vers une augmentation de production et une diminution de clairance des TRL sous rosiglitazone (Duez *et al* 2008a). Ces résultats vont dans le sens de plusieurs études cliniques montrant l'absence de modification voire même une augmentation des TG plasmatiques sous rosiglitazone.

6.2.1.2   **Rôle des incrétines :**

Les anomalies de 2 incrétines : le GLP-1 et le GIP qui contribuent à la physiopathologie du diabète de type 2 pourraient participer à la dyslipidémie présente dans cette maladie. La sécrétion du GLP-1 chez l'homme peut être stimulée par l'acide oléique (Thomsen et al 1999) et par ailleurs, il stimule la lipogenèse *de novo* sur des lignées cellulaires de rat Wistar (Bulotta et al 2003), suggérant un lien entre le métabolisme lipidique et le GLP-1.

Chez l'animal, il a été montré, chez le chien, qu'une perfusion de GIP diminuait l'élévation plasmatique postprandiale des TG par stimulation de la clairance des CM (Wasada *et al* 1981). Chez le rat, la perfusion de GLP-1 diminue l'absorption des TG et la production d'apoB et d'apoA-IV intestinales (Shen *et al* 2005) et diminue la production intestinale des lipoparticules (Qin *et al* 2005). L'effet inhibiteur du GLP-1 sur la sécrétion des TRL intestinales a été reproduit dans le modèle du *syrian golden hamster*, mais cet effet est perdu chez le *fructose-fed Syrian Golden hamster* suggérant l'importance du lien entre la signalisation insulinique et l'effet du GLP-1 sur l'intestin (Hsieh *et al* 2008). Chez le hamster, l'administration d'un inhibiteur de la dipeptidyl peptidase IV (DPP-4) (sitagliptine) réduit la lipémie postprandiale et les TRL-apoB-48 plasmatiques (Hsieh et al 2008).

Chez le sujet sain, l'administration de GLP-1 diminue la lipémie postprandiale (absence d'élévation des TG plasmatiques et diminution des FFA plasmatiques) (Meier et al 2006a). Chez le sujet diabétique de type 2, l'administration de GLP-1 pendant 2 semaines diminue la lipémie postprandiale (DeFronzo *et al* 2008) et un traitement de 4 semaines par un inhibiteur de la DPP-IV (vildagliptine) améliore la lipémie postprandiale (diminution des TG plasmatiques, des TG des chylomicrons et des TRL intestinales) (Matikainen *et al* 2006).

À l'opposé, le GLP-2 qui est co-sécrété avec le GLP-1 exacerbe la lipémie postprandiale. Il est retrouvé élevé dans un modèle de rat rendu diabétique par la streptozotocine et serait impliqué dans l'hyperplasie intestinale qui accompagne le diabète (Hartmann et al 2002). Au-delà de ses effets intestino-trophiques, l'administration aiguë de GLP-2 chez l'homme majore la lipémie post-prandiale probablement en augmentant l'absorption intestinale des lipides (Meier et al 2006b). Des données récentes chez le hamster et la souris confirment le rôle du GLP-2 dans l'hyperlipidémie postprandiale (augmentation de l'assemblage et de la sécrétion des TRL intestinales) par augmentation de l'absorption des lipides via la surexpression de la forme glycosylée de CD36/FAT au niveau de la membrane apicale des entérocytes (Hsieh et al 2009).

6.2.1.1   Rôle de l'inflammation :

L'insulinorésistance s'associe à un état inflammatoire, mais pourtant, peu d'études se sont intéressées au lien entre l'inflammation et l'insulinorésistance au niveau de l'entérocyte. Il a été montré, dans le modèle de Syrian Golden hamster, que l'inflammation induite par l'injection de TNF-α induit une insulinorésistance intestinale en réduisant la phosphorylation des sous-unité β du récepteur à l'insuline (IRS1) et de Shc (Src homology 2 domain containing) et en diminuant l'activation de Akt et d'un autre côté en augmentant, en période postprandiale, l'activation de p38, ERK-1/2 (extracellular signal-related kinase-1/2) et JNK (Jun NH2-terminal kinase). Cette insulinorésistance intestinale s'accompagne d'une hyperproduction des TRL intestinales via la voie p38 MAPK. La quantité de MTP est augmentée dans ce modèle.

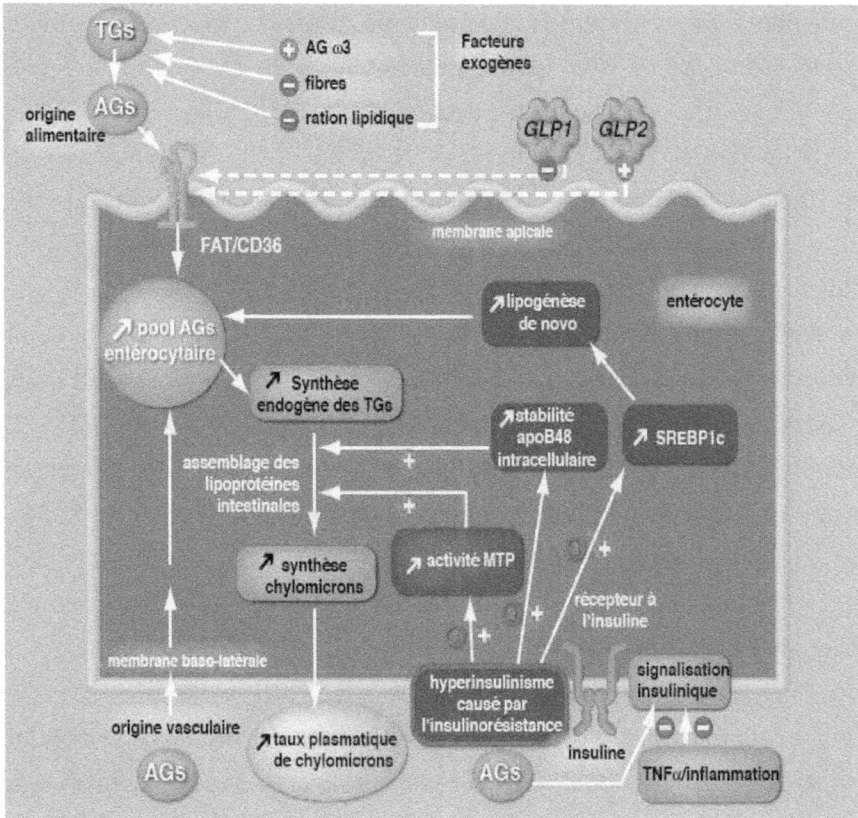

Figure 14 : Mécanismes de surproduction des CM dans l'hyperinsulinisme/insulinorésistance.

AGs, (acide gras), AGω3.(acide gras oméga 3), FAT/CD36, (fatty acid translocase), GLP-1 (glucagon like peptide-1), GLP-2 (glucagons like peptide-2), TNF-α , (tumor necrosis factor-alpha).
L'hyperinsulinisme stimule :1) l'activité de la MTP 2) augmente la stabilité de l'apoB-48 3) stimule SREBP1c.

6.2.2 VLDL :

L'augmentation plasmatique des VLDL est particulièrement fréquente chez le patient diabétique de type 2 (Taskinen 1997) et est secondaire à une hyperproduction et à une diminution du catabolisme. Cette hyperproduction hépatique des VLDL peut être expliquée par plusieurs mécanismes :

6.2.2.1 Rôle de l'hyperinsulinisme/Insulinorésistance :

In vivo, les hépatocytes de rats Zucker (modèle animal d'obésité) sont résistants à l'effet inhibiteur de l'insuline sur la sécrétion d'apoB par rapport aux rats non obèses (Bourgeois *et al* 1995, Sparks and Sparks 1994). Cependant, l'analyse *ex-vivo* des hépatocytes dans ce modèle montre une réponse normale à l'insuline. L'inactivation de la PI3K a été montré chez l'animal, stimulant la maturation des pré-VLDL en VLDL et la sécrétion de l'apo-B (Brown and Gibbons 2001). Cette anomalie d'activation de la PI3K conduit à une augmentation de l'activité de FoxO1, qui se traduit par une stimulation de l'expression de la MTP (Kamagate *et al* 2008). Cette augmentation d'expression de la MTP a été confirmée chez le sujet diabétique de type 2 (Kuriyama *et al* 1998). La diminution d'activité de la PI3K serait aussi due à une augmentation de l'expression de la PTP-1B (Taghibiglou *et al* 2002), qui est aussi liée à. la suppression d'une protéine chaperonne (ER60) qui diminue la dégradation de l'apoB (Qiu *et al* 2004). D'autre part, 2 facteurs impliqués dans la 2ème étape de l'assemblage des VLDL : la phospholipase D1 et l'ARF-1 sont augmentés secondairement à l'élévation du PIP2 (Gibbons *et al* 2004).

Au-delà de l'hyperproduction globale des VLDL-apoB et VLDL-TG (Adiels *et al* 2008, Duvillard *et al* 2000a, Kissebah *et al* 1982) dans le diabète de type 2, il a été décrit des modifications qualitatives des VLDL avec une augmentation de la taille des VLDL correspondant à une prédominance des sous-fractions VLDL1 riches en TG (Adiels *et al* 2005a, Malmstrom *et al*

1997). Une augmentation similaire de la production des VLDL1 a été observée chez les patients obèses non diabétiques (Chan *et al* 2002, Pont *et al* 2002, Riches *et al* 1998). La sécrétion accrue des VLDL-apoB est corrélée positivement avec le tissu adipeux viscéral (Riches *et al* 1999), ainsi qu'avec la stéatose hépatique chez les patients diabétiques de type 2 (Adiels *et al* 2007). La stéatose hépatique est, quant à elle, mieux corrélée au HOMA qu'à l'obésité viscérale (Tiikkainen *et al* 2002).

La diminution du catabolisme des VLDL a été observée au cours du diabète de type 2, authentifiée *in vivo* chez l'homme, par des études cinétiques utilisant des radio-isotopes (Taskinen *et al* 1990) ou des isotopes stables (Duvillard *et al* 2000a). Cette réduction du catabolisme des VLDL est le reflet de la diminution d'activité de la LPL, mise en évidence dans le diabète de type 2 (Pruneta-Deloche *et al* 2004). Le ralentissement de la clairance des TRL ne se limite pas seulement aux VLDL, mais est aussi observée pour les IDL (Duvillard *et al* 2000a).

L'hyperglycémie chronique via la glycation des apolipoprotéines pourrait aussi intervenir dans le catabolisme des VLDL (Tomkin and Owens 2001). En effet, la glycation de l'apo-B pourrait réduire la liaison des lipoprotéines au récepteur B/E (LDL-R) (Taskinen 1992). La glycation de l'apoC-II, cofacteur de la LPL, pourrait aussi réduire son activité. Il a été montré récemment chez la souris, que l'hyperglycémie est un facteur d'activation de la transcription de l'apoC-III, provoquant une diminution du catabolisme des VLDL (Caron *et al* 2011).

D'autre part, la diminution plasmatique d'adiponectine est associée à une diminution du catabolisme des VLDL chez l'homme (Ng *et al* 2005).

6.2.2.2   Rôle de la lipolyse adipocytaire :

L'insulinorésistance est associée à une augmentation de la lipolyse adipocytaire secondaire à une activité accrue de la LHS qui est résistante à l'effet inhibiteur de l'insuline. Cet excès d'AGL circulants va être capté par le foie et va participer à la synthèse hépatocytaire des TG, à la stimulation de l'assemblage des VLDL et à la diminution de la dégradation post-transcriptionelle de l'apoB (Taghibiglou *et al* 2000).

6.2.2.3   Rôle de la lipogenèse de novo :

L'augmentation de la LDN dans l'hépatocyte est secondaire à l'état l'hyperinsulinisme/insulinorésistance (Taskinen 2003) et s'explique par plusieurs mécanismes : par l'activation de ChREBP et de SREBP-1c. L'activation de ChREBP par l'hyperglycémie chronique chez le sujet diabétique de type 2 conduit à une sur-expression des enzymes lipogéniques (Acétyl CoA Carboxylase, Fatty Acid Synthase, Stéaroyl CoA Désaturase). L'augmentation de SREBP-1c est associée au stress du RE secondaire à l'hyperinsulinisme/insulinorésistance et au contenu intra-cellulaire en AGL (Shimomura *et al* 2000). Dans cet état d'hyperinsulinisme/insulinorésistance, SREBP-1c est activé par 2 voies : d'une part via l'activation de Liver X receptor (LXR) (Schultz *et al* 2000) et d'autre part via l'activation du Peroxisome Proliferator-Activated Receptor-α Coactivator-1α (PGC-1α) participant à l'augmentation d'expression d'enzymes clés (fatty acid synthase (FAS) et la stéaroyl-CoA désaturase-1 (SCD-1)) de la lipogenèse (Nagai *et al* 2009). Il a d'autre part été décrit une diminution de l'AMP kinase favorisant la lipogenèse (Hegarty *et al* 2009).

Shimomura *et al* suggèrent que la signalisation insulinique hépatocytaire pourrait se faire différemment via IRS1 ou IRS2 dans l'insulinorésistance. Pour un taux plasmatique d'insuline donné, la voie de signalisation à l'insuline via IRS-2 est moins sensible à l'action de l'insuline ce qui augmente la néoglucogenèse. Par contre, la voie de signalisation à l'insuline via IRS-1 reste fonctionnelle et stimule la lipogenèse via SREBP-1c (Shimomura *et al* 2000).

6.2.2.4   Rôle de l'oxydation des AGL :

Dans l'insulinorésistance, il existe une diminution de l'action de 2 adipocytokines : l'adiponectine et la leptine qui participent à la régulation du

métabolisme oxydatif des AGL. L'adiponectine possède 2 récepteurs :
adipoR1 qui active la voie de l'AMP-kinase et adipoR2 : qui active la voie
PPAR-α. L'adiponectine favorise le métabolisme oxydative des AGL et
diminue la production des VLDL. Chez le sujet diabétique de type 2, on
retrouve une dimininution plasmatique d'adiponectine et de l'expression
tissulaire de ses récepteurs, qui s'associe à une augmentation de production
des VLDL (Guerre-Millo 2008). La leptine favorise aussi le métabolisme
oxydatif des AGL hépatiques diminuant la sécrétion des VLDL-TG. Son
action est complémentaire de l'action insulinique. Cependant, chez le patient
obèse et diabétique il y a une leptinorésistance réduisant son efficacité
(Huang *et al* 2009).

6.2.3 Implication des TRL dans l'athérosclérose :

Nous avons déjà indiqué que les TRL agissaient indirectement sur les phénomènes d'athérosclérose en favorisant l'apparition de 2 anomalies lipidiques athérogènes : l'augmentation du nombre de LDL petites et denses et la baisse de concentration du HDL-cholestérol.

Les TRL pourraient agir plus directement sur les processus d'athérosclérose en activant, en les enrichissant en AG, les leucocytes circulants, qui à leur tour activeraient l'endothélium vasculaire responsable d'une sécrétion de molécules d'adhésion et de facteurs chémo-attractants recrutant de nouveaux leucocytes, créant par la production de cytokines un environnement pro-inflammatoire, pro-coagulant et pro-athérogène qui débuterait ainsi en partie dans le courant sanguin (Alipour *et al* 2008). L'autre action encore plus directe des TRL, passe par la rétention des remnants de TRL dans la paroi vasculaire. Les remnants de TRL intestinales semblent aussi jouer un rôle dans ce processus rétentionnel. En effet, un site de liaison de l'apoB-48 aux protéoglycanes de la paroi vasculaire a été identifié (Flood *et al* 2002). De plus, un récepteur spécifique des lipoprotéines exprimant l'apoB-48 a été isolé et caractérisé dans les macrophages (Brown *et al* 2000). Ce récepteur macrophagique (apoB48R), différent des récepteurs LDL-R, LRP et scavengers, capte spécifiquement les TRL-apoB-48 d'origine intestinale. Il est très fortement représenté au niveau des cellules spumeuses présentes dans les stries lipidiques et dans les plaques d'athérome. Il est vraisemblable que sa capacité de liaison et d'internalisation des remnants de TRL intestinales participe à l'acquisition du phénotype « *foam cell* » des macrophages et à la constitution des lésions d'athérosclérose. Plus récemment, l'apoB-48 a été isolée de plaques d'athérome aortiques chez l'homme (Nakano *et al* 2008). La capacité de rétention des remnants de TRL-apoB-100 est 10 fois supérieure, compte tenu de leur concentration sanguine, par rapport aux remnants de TRL-apoB-48, mais la concentration en cholestérol qui est 40 fois supérieure dans les TRL-apoB-48 par rapport aux TRL-apoB-100, donne potentiellement aux TRL-apoB-48 la possibilité de délivrer 4 fois plus de cholestérol dans la paroi vasculaire que les TRL-apoB-100 (Proctor *et al* 2002). Ainsi, les TRL en général mais aussi les TRL-apoB48 d'origine alimentaire, CM et leurs remnants, paraissent être douées d'un pouvoir d'athérogénèse propre (Figure 15).

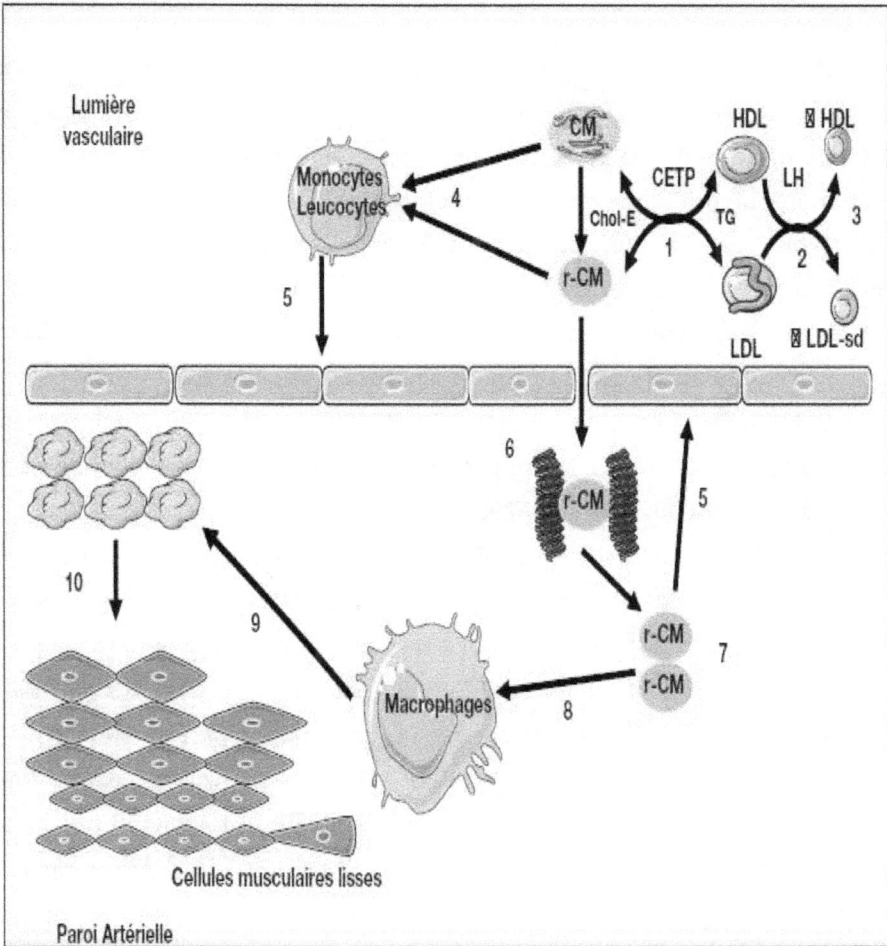

Figure 15 : Implication des TRL-intestinales (CM) dans l'athérosclérose.

1) Enrichissement des LDL et HDL en triglycérides (**TG**) via **CETP** (*cholesterol ester tranfer protein*); 2) hydrolyse des TG par la lipase hépatique 3) augmentation des LDL petites et denses (**LDL-sd**) et diminution des HDL par hypercatabolisme; 4) enrichissement des leucocytes/monocytes en acides gras (AG); 5) activation de l'endothélium; 6) fixation des remnants de chylomicrons (**r-CM**) aux protéoglycanes; 7) accumulation des remnants de CM; 8) fixation des remnants de CM sur les récepteurs B48 des macrophages (**apoB48R**); 9) transformation des macrophages en cellules spumeuses; 10) migration et prolifération des cellules musculaires lisses de la média. chol-E : esters de cholestérol.

6.3   LDL :

Si le taux plasmatique de LDL-cholestérol est le plus souvent normal ou peu élevé au cours du diabète de type 2, il est observé, en revanche, des modifications importantes de son métabolisme. En effet, il a été montré *in vivo*, chez les patients diabétiques de type 2 ayant un taux de LDL-cholestérol normal, une diminution du catabolisme des LDL compensée par une réduction de leur production secondaire à la réduction du catabolisme des IDL (Duvillard *et al* 2000a). Ainsi, malgré un taux plasmatique normal, les LDL des patients diabétiques présentent un ralentissement de leur turnover, c'est-à-dire une augmentation de leur temps de résidence plasmatique, susceptible de les rendre plus athérogènes. Ce ralentissement du catabolisme des LDL semble en partie lié à une réduction du nombre des LDL-R, comme cela a été montré *in vivo* (Duvillard *et al* 2003). Cette diminution apparaît secondaire à l'insulinorésistance. En effet, l'insuline est un facteur induisant l'expression des LDL-R (Wade *et al* 1989). Le traitement par insuline, chez les patients diabétiques de type 2, restaure un nombre normal de LDL-R (Duvillard *et al* 2003).

Par ailleurs, il existe des modifications qualitatives des LDL. D'une part, le diabète peut par la glycation de l'apo-B réduire l'affinité des LDL pour leurs récepteurs. D'autre part, il est retrouvé une prédominance des particules de LDL de petite taille, enrichies en TG (LDL petites et denses) dont le taux apparaît relié à l'hypertriglycéridémie et plus particulièrement à l'augmentation des VLDL1 (Adiels *et al* 2008). Il est vraisemblable que l'augmentation du pool des TRL d'origine intestinale et hépatique observée dans le diabète de type 2, stimule l'activité de la CETP, favorisant ainsi le transfert des TG des TRL vers les LDL qui enrichies en TG deviennent des substrats privilégiés de la LH, donnant ainsi naissance à des LDL petites et denses (Krauss 2004). Il a été démontré que l'isoforme apoC-III2 est fortement liée aux VLDL prolongeant leur temps de résidence ce qui majore les échanges des TG des TRL vers les LDL (Mauger *et al* 2006). De nombreux travaux ont clairement montré que les LDL de petite taille étaient particulièrement athérogènes et présentaient un risque accru de survenue d'accidents coronaires (Austin *et al* 1990). Une autre modification qualitative importante observée chez le patient diabétique de type 2 est l'augmentation des LDL oxydées (Taskinen 1992). les LDL glyquées seraient oxydées plus facilement (Adiels *et al* 2006). Ces dernières ont un caractère particulièrement athérogène puisqu'elles favorisent le chimiotactisme vis-à-vis des monocytes, la production par l'endothélium de molécules d'adhésion telles que intercellular adhesion molecule-1 (ICAM-1), le relargage par les macrophages de cytokines (TNF-α, l'interleukine 1 (IL)-1 notamment), créant une inflammation propice au développement de l'athérosclérose. La glycation de l'apo-B est aussi susceptible de favoriser la captation des LDL par les récepteurs scavenger des macrophages.

6.4 HDL :

Le diabète de type 2 est associé à une diminution du taux plasmatique d'HDL-cholestérol, prédominant dans la sous-fraction HDL2, qui apparaît étroitement corrélée à l'hypertriglycéridémie et à l'obésité (Verges *et al* 1992). La réduction du HDL-cholestérol est liée à l'accroissement de son catabolisme en partie favorisée par une augmentation de l'activité de la LH (Duvillard et al 2000b). Deux études chez le sujet obèse insulinorésistant ont retrouvé une association entre la diminution des taux d'adiponectine et le catabolisme de l'apoA-I indépendemment des taux de TG plasmatiques. (Verges et al 2006, Watts et al 2008). Chez le sujet diabétique de type 2, l'augmentation des TG plasmatiques est positivement corrélée avec le taux de catabolisme de l'apoA-I (Frenais *et al* 1997). Deux facteurs sont couramment associés à l'hypertriglycéridémie : l'augmentation de l'apoC-III et la stéatose hépatique. L'augmentation d'apoC-III est un prédicteur indépendant du catabolisme de l'apo-AI chez les sujets obèses (Chan *et al* 2008). Cette relation serait due à l'action de l'apoC-III sur la diminution d'activité de la LPL et sur la réduction de la captation hépatique des TRL, provoquant un enrichissement en TG des HDL par transfert des TG des TRL vers les HDL via la CETP. Ces HDL enrichies en TG deviennent d'excellents substrats pour la LH avec pour conséquence un accroissement de leur catabolisme (Rashid *et al* 2003, Watts *et al* 2008). La stéatose hépatique aurait les mêmes conséquences mais plutôt en augmentant la production des TRL (Watts *et al* 2008). La diminution des taux d'HDL-cholestérol en lien avec leur enrichissement en TG a été démontrée dans les phases précoces du développement du diabète de type 2. Dans une étude comparative de 2 populations de patients à haut risque de diabète : un groupe avec hyperinsulinisme *vs* un groupe avec hypoinsulinisme, il a été retrouvé un enrichissement de plus de 50 % en TG dans toutes les fractions de HDL dans le groupe hyperinsulinique (Tilly-Kiesi *et al* 1996).

Il est ainsi observé des modifications qualitatives des HDL telles que leur enrichissement en TG, la baisse de leur contenu en cholestérol et la glycation de l'apoA-I, susceptibles de réduire l'efficacité de la voie de retour du cholestérol dans le diabète de type 2.

Chapitre VII. Effet aigu d'un clamp hyperinsulinique sur le métabolisme des TRL :

L'insulinothérapie intensive a été très peu étudiée chez l'animal. Une étude, chez la souris, a montré qu'un clamp hyperinsulinique associé à une perfusion de leptine (0.2 µg/kg x min) entraîne une réduction supplémentaire de 80 % du taux de sécrétion des VLDL-TG par rapport à l'insuline seule qui réduit cette sécrétion de 20 %. Contrairement à la leptine, l'insuline a un effet sur la diminution de la sécrétion des apoB-100 et B-48 de 50 %. Ce résultat est expliqué par un effet de stimulation de la β-oxydation des AG par la leptine (Huang *et al* 2009). Dans un modèle de hamster rendu insulinorésistant par la perfusion de TNF-α pendant 4 h, la réalisation d'un clamp hyperinsulinique-euglycémique stimule la production hépatique des VLDL-apoB-100 à jeun et en période postprandiale. Cet état d'hyperinsulinisme-insulinorésistance s'accompagne d'une baisse de la masse de SREBP-1c et d'une augmentation de la MTP dans l'hépatocyte (Qin *et al* 2008).

Chez le sujet sain, l'effet inhibiteur aigu de l'insuline lors d'un clamp hyperinsulinique a été montré sur la production des TRL intestinales (Pavlic *et al* 2010) et hépatiques (Lewis *et al* 1993, Lewis *et al* 1995, Pavlic *et al* 2010). L'étude de cet effet sur les TRL intestinales a été réalisée chez 6 sujets sains en utilisant un bolus puis une perfusion d'isotope stable (D3-leucine) lors d'un clamp hyperinsulinique de 7 heures et/ou en association avec une perfusion d'intralipide et d'héparine dans le but de prévenir l'effet suppressif de l'insuline sur les taux plasmatiques d'AGL. L'effet suppressif de l'insuline sur la production des VLDL1-apoB-48 et VLDL2-apoB-48 est perdu lors de la perfusion d'intralipide et d'héparine (Pavlic *et al* 2010). Les auteurs concluent que l'effet inhibiteur aigu de l'insuline sur la sécrétion des lipoprotéines-apoB-48 est partiellement dépendant de la suppression des AGL circulants. Au niveau hépatique, il a été montré lors d'études utilisant des radio-isotopes avec des méthodes d'évaluation semi-quantitatives, que l'insuline inhibe la sécrétion des VLDL-TG et des VLDL-apoB-100 chez le sujet sain. Une étude a montré que l'effet suppressif de l'insuline sur la sécrétion des VLDL-apoB-100 est inhibé par l'ajout au clamp hyperinsulinique de 5 heures d'une perfusion d'intralipide et d'héparine mais que la baisse des VLDL-TG persiste. Cette étude cinétique réalisée chez 8 sujets sains, à jeun, conclut que la diminution de production hépatique d'apoB-100 est partiellement dépendante des AGL circulants (Lewis *et al* 1995). Une autre étude chez 8 sujets sains a montré que l'effet inhibiteur de l'insuline sur la suppression des TRL hépatiques est obtenu indifféremment sous insuline exogène (clamp hyperinsulinique) ou endogène (test à la tolbutamide) (Lewis *et al* 1994).

L'effet aigu de l'insuline par la réalisation d'un clamp hyperinsulinique a été évalué dans des populations de sujets insulinorésistants.

Au niveau intestinal, Allister *et al* ont montré une absence de réduction postprandiale (aire sous la courbe AUC) de l'apoB-48 lors d'un clamp hyperinsulinique (40 mUI/m²/min) de 6 heures chez des sujets obèses insulinorésistants (Allister *et al* 2006). Au niveau hépatique, chez 17 sujets féminins obèses, l'effet suppressif d'un clamp hyperinsulinique (40 mUI/m²/min) de 6 heures à jeun, a été montré sur la production des VLDL-TG mais pas des VLDL-apoB-100, par méthode radio-isotopique et évaluation semi-quantitative (Lewis *et al* 1993).

Chez les patients diabétiques de type 2 les résultats sont controversés. Au niveau intestinal, une étude, en état postprandial, chez 8 sujets diabétiques de type 2, soumis à un clamp hyperinsulinique de 8 heures, a montré une absence de réduction postprandiale (AUC) de l'apoB-48 dans les CM voire même une augmentation de l'apoB-48 dans les VLDL1 (Annuzzi *et al* 2004). Une étude, à jeun, chez 6 sujets diabétiques de type 2, soumis à un clamp hyperinsulinique de 8,5 heures, a montré l'absence d'effet de l'insuline sur la production des VLDL1 et VLDL2 en condition euglycémique mais une réduction significative des VLDL2 en condition hyperglycémique (Malmstrom *et al* 1997). Cette étude a utilisé un isotope stable (D3-leucine) en bolus et un modèle multicompartimental n'atteignant pas de plateau. Adiels *et al* ont montré, dans une étude utilisant un isotope stable (D3-leucine) en bolus, à jeun, chez 12 sujets obèses (dont 10 diabétiques de type 2) *vs* des sujets sains soumis à un clamp hyperinsulinique (1 mUI/kg/min) de 8,5 heures, l'absence d'effet de l'insuline sur la production des VLDL1-apoB et des VLDL1-TG. Cette absence d'inhibition est due en partie à une absence de supression des AGL circulants et est correllée au degrè de stéatose hépatique (Adiels *et al* 2007). A l'opposé, 2 autres études ont montré un effet aigu de l'insuline sur la production des TRL hépatiques. Cummings *et al* ont montré, dans une étude utilisant une perfusion constante d'isotope stable (^{13}C-leucine), chez 7 patients diabétiques mal équilibrés, à jeun, qu'un clamp hyperinsulinique (1 mUI/kg/min) de 13 heures, réduit la sécrétion des VLDL-apoB. Cet effet serait expliqué par la diminution des AGL plasmatiques (Cummings *et al* 1995). D'autre part, Sørensen *et al* ont montré, dans une étude utilisant une perfusion constante de radio-isotopes, chez 11 sujets diabétiques de type 2, qu'un clamp hyperinsulinique (1 mUI/kg/min) de 5 heures réduisait la sécrétion des VLDL-TG (Sorensen *et al* 2011).

Tableau 2 : Etudes de l'effet d'un clamp hyperinsulinique chez l'homme sain et insulinorésistant

Auteurs	Dose d'insuline et durée	Sujets	PR-B100	FCR-B100	PR-TG	FCR-TG	PR-B-48	FCR-B48
Lewis 1993	40mUI/m²/min(6h)	S	↓	NS	↓	NS	ND	ND
Cummings 1995	80mUI/m²/min(13h)	DT2	↓	NS	NS	NS	ND	ND
Lewis 1995	40mUI/m²/min(6h)	OB/S	↓S	NS	↓S/OB	NS	ND	ND
Malmstron 1997	0.4mUI/kg/min(8,5h)	DT2/S	↓S (VLDL1)	NS	ND	ND	ND	ND
Adiels 2007	1mUI/kg/min(8,5h)	DT2/S	↓S	NS	↓S	NS	ND	ND
Pavlic 2010	40mUI/m²/min(13h)	S	↓VLDL1	NS	ND	ND	↓S	NS
Sørensen 2011	1mUI/kg/min(8,5h)	DT2/S	ND	ND	↓S/DT2	NS	ND	ND

S : sain, DT2 : diabétique de type 2, OB : obèse, ND : non déterminé, NS : non significatif.

TRAVAUX PERSONNELS

OBJECTIFS

L'objectif général du laboratoire de recherche dans lequel j'ai effectué ma thèse est de mieux caractériser les mécanismes physiopathologiques responsables de la dyslipidémie athérogène du sujet insulinorésistant.

L'objectif principal de ma thèse a été d'évaluer l'effet aigu d'une insulinothérapie intensive sur le métabolisme des TRL d'origine intestinale (CM) chez le sujet diabétique de type 2. Pour cela, nous avons réalisé une exploration cinétique par méthode d'enrichissement isotopique de l'apoB-48 sous 3 conditions de clamps hyperinsuliniques (hyperinsulinique-euglycémique, hyperinsulinique-euglycémique associé à de l'intralipide plus de l'héparine et hyperinsulinique-hyperglycémique) afin de préciser l'effet potentiel direct de l'insuline mais également l'effet indirect de l'insuline via son action sur la glycémie et le taux circulant d'AGL (article n°1).

D'autre part, dans le cadre de ce même schéma expérimental chez le sujet diabétique de type 2, nous nous sommes intéressés à la régulation de la cascade métabolique de l'apoB-100 dans les fractions VLDL-IDL-LDL ainsi qu'à l'étude du métabolisme de l'apoC-III (autre facteur déterminant dans la physiopathologie de cette dyslipidémie) dans les fractions TRL et HDL. Ces études étant en cours, je ne présenterai que des données préliminaires.

Une autre approche de cette même problématique a été de réaliser une étude plus observationnelle utilisant des cohortes de patients insulinorésistants.

ARTICLE

INTRODUCTION A L'ARTICLE

L'un des principaux mécanismes responsable de la dyslipidémie athérogène des patients diabétiques de type 2 est l'accumulation sanguine des TRL notamment en période post-prandiale. Cette accumulation est expliquée par un défaut de clairance des TRL hépatiques et intestinales mais aussi par une hyperproduction de ces 2 types de particules. Plusieurs facteurs peuvent moduler la production des TRL intestinales : le taux d'insuline plasmatique et sa signalisation, les AGL plasmatiques, le taux de glucose plasmatique ; ces 3 facteurs étant reliés.

L'insuline est l'un des facteurs de régulation principaux du métabolisme des TRL intestinales et hépatiques. Le mécanisme de cette modulation peut être expliqué par une action directe mais également indirecte de l'insuline via son effet sur le métabolisme glucidique et lipidique : réduction de la glycémie et des AGL circulants. Actuellement, différents travaux montrent que l'insuline réduit la production des TRL intestinales et hépatiques chez le sujet sain et que cet effet pourrait être partiellement expliqué par la réduction des AGL circulants.

Plusieurs études, chez le patient obèse non diabétique, ont montré une absence de l'effet inhibiteur de l'insuline sur la production des TRL hépatiques partiellement expliqué par l'absence de réduction des taux d'AGL circulants.

Peu d'études ont évalué l'effet aigu de l'insuline par la méthode des clamps hyperinsuliniques chez les sujets diabétiques de type 2. Chez ces patients, on trouve, comme chez les sujets obèses, une absence de l'action suppressive de l'insuline sur la production de TRL hépatiques.

L'effet régulateur aigu de l'insuline sur le métabolisme des TRL intestinales n'a jamais été étudié chez le patient diabétique de type 2.

Dans ce but, nous avons caractérisé l'effet aigu d'une insulinothérapie intensive sur la production intestinale des TRL chez le patient diabétique de type 2 en condition d'alimentation continue dans 3 conditions de clamps hyperinsuliniques afin de dissocier l'effet direct et indirect de l'insuline via la glycémie et les AGL circulants.

ARTICLE

Absence of acute inhibitory effect of insulin on chylomicron production in type 2 diabetes

J.P. Nogueira · M. Maraninchi · S. Béliard · N. Padilla · L. Duvillard · J. Mancini · A. Nicolay · C. Xiao · B. Vialettes · G. F. Lewis · R. Valéro

J.P. Nogueira · M. Maraninchi · N. Padilla · A. Nicolay
UMR INRA 1260/University of la Méditerranée, Marseille, France
B. Vialettes · R. Valéro
Department of Nutrition, Metabolic diseases, Endocrinology, La Timone Hospital, Marseille, France
S. Béliard
UMR INSERM 939, La Pitié Hospital, Paris, France
J. Mancini
Biostatistics Research Unit (LERTIM), University of la Méditerranée, Marseille, France
C. Xiao · G. F. Lewis

Departments of Medicine and Physiology, Division of Endocrinology and Metabolism, University of Toronto, Canada
L. Duvillard
INSERM 866, Dijon F-21000, France

Corresponding author: Pr René Valéro, Service de Nutrition, Maladies métaboliques et Endocrinologie, Hôpital La Timone, 264 Rue Saint Pierre,

13005 Marseille, France. Phone number: (33)491387572; Fax number: (33)491386599; e-mail: RVALERO@mail.ap-hm.fr

Word count: abstract: 247 words; main text: 3246 words; 1 table; 3 figures

Abstract

Aims/hypothesis Overproduction of intestinally-derived apoB-48-containing triglyceride-rich lipoproteins (TRL) particles (chylomicrons) has recently been described in insulin resistant states and type 2 diabetes, as is known for hepatic TRL-apoB-100 (VLDL) production. Furthermore, insulin acutely inhibits both intestinal and hepatic TRL production, whereas the acute inhibitory effect of insulin on hepatic TRL production is known to be blunted in insulin resistance and type 2 diabetes. It is not currently known whether the acute effect of insulin on chylomicron production is similarly blunted in humans with type 2 diabetes.

Methods We investigated the effect of acute hyperinsulinemia on intestinal TRL metabolism in 18 men with type 2 diabetes using stable isotope enrichment methodology, under conditions of normoglycemia, hyperglycemia and elevated plasma NEFA levels, the latter two conditions designed to dissociate the direct or indirect potential effects of insulin. Each subject underwent one control (saline infusion, SAL) lipoprotein turnover study followed by a second study, 4 weeks later, under one of the three following conditions: (1) hyperinsulinemic-euglycemic clamp (CLAMP-INS), hyperinsulinemic-hyperglycemic clamp (CLAMP-INS+GLY), or (3) hyperinsulinemic-euglycemic clamp plus intralipid and heparin (CLAMP-INS+IH).

Results TRL-apoB-48 production and clearance rates were not different between SAL and CLAMP and between the different CLAMP conditions.

Conclusions/interpretation This is the first demonstration in human type 2 diabetes that intestinal TRL-apoB-48 production is resistant to the normal acute suppressive effect of insulin. This phenomenon may contribute to the highly prevalent dyslipidemia of type 2 diabetes and potentially to atherosclerosis.

Trial registration NCT00950209 (ClinicalTrials.gov)

Keywords Atherosclerosis · Chylomicron · Diabetes mellitus type 2 · Free fatty acids · Human · Hyperlipoproteinemia · Insulin · Lipids · Triglyceride-rich lipoproteins

Abbreviations

ApoB   Apolipoprotein B
DGAT   Diacylglycerol-acyltransferase
FCR   Fractional catabolic rate
GLP-1   Glucagon-like peptide 1
HDL-C   High-density lipoprotein-cholesterol
INS   Hyperinsulinemic-euglycemic clamp
INS+GLY   Hyperinsulinemic-hyperglycemic clamp
INS+IH   Hyperinsulinemic-euglycemic clamp plus intralipid and heparin
LDL-C   Low-density lipoprotein-cholesterol
L-FABP   L-fatty acid binding protein
LPL   Lipoprotein lipase
MGAT   Monoacylglycerol-acyltransferase
MTP   Microsomal triglyceride transfer protein
PR   Production rate
SREBP-1c   Sterol regulatory element-binding protein-1c
TC   Total cholesterol
TG   Triglycerides
TRL   Triglyceride-rich lipoproteins

Introduction

The increased risk of atherosclerotic cardiovascular disease associated with insulin resistant states and type 2 diabetes is of great public health concern [1]. The typical diabetic dyslipidemia is characterized by a number of abnormalities, including but not limited to: elevated plasma triglyceride levels, low high-density lipoprotein-cholesterol (HDL-C), increased proportion of small and dense LDL particles and postprandial hyperlipidemia [2]. Dyslipidemia in insulin resistant states directly and indirectly contributes to the residual cardiovascular risk and atherosclerosis [3-5]. Diabetic dyslipidemia includes characteristic accumulation of triglyceriderich lipoproteins (TRL), which has been attributed to a combination of defective TRL removal and overproduction from liver (TRL-apoB-100 or VLDL) [3] and from intestine (TRL-apoB-48 or chylomicrons) [6-8]. Despite ample evidence supporting the delayed clearance of TRL, the mechanisms leading to the overproduction of TRL in the setting of type 2 diabetes and insulin resistance remain to be fully characterized, particularly for intestine. We have recently shown that acute elevation of plasma NEFA stimulates not only hepatic but also intestinal TRL production in Syrian Golden hamsters [9] and in fed healthy humans [10], demonstrating functional similarities between these two organs in this respect. The effects of hyperglycemia on TRL metabolism remain controversial; either decreasing [11] or stimulating VLDL production [12]. Insulin acutely inhibits hepatic TRL-apoB-100 secretion in healthy humans, in vivo in animals and in cell culture experiments [13-18], even though chronic hyperinsulinemic states, which are usually associated with insulin resistance, are characterized by chronic overproduction of VLDL. In fasting humans, this acute inhibitory effect seems to be completely or partly independent of the NEFA suppressive effect of hyperinsulinemia [15-18].

In insulin resistant humans and animals. this acute inhibitory effect is blunted or absent [19-21]. One may speculate that this blunting of the acute suppressive effect of insulin on TRL-apoB-100 secretion in insulin resistance may contribute to the chronic overproduction of TRL particles. At the intestinal level, insulin has also been shown to acutely inhibit intestinal TRL-apoB-48 production of the chow-fed hamster but not of the insulin resistant fructose-fed hamster [22]. Insulin added acutely to the medium of human fetal small intestinal cells reduces chylomicron secretion [23]. More recently, it has been shown, using methodology similar to the present study, that insulin acutely inhibits intestinal lipoprotein secretion in healthy fed humans, in part by suppressing plasma NEFA [24]. The acute effect of insulin on intestinal TRL-apoB-48 production has not been previously examined in individuals with type 2 diabetes. We speculated that, as is the case for hepatic TRL-apoB-100 production, the intestine of patients with type 2 diabetes will demonstrate resistance to insulin's acute suppressive effect on intestinal TRL production. In the present study, we investigated the effects of acute hyperinsulinemia on intestinal TRL-apoB-48 metabolism in 18 men with type 2 diabetes in a constant fed state under conditions of euglycemia, hyperglycemia and elevated concentrations of plasma NEFA, the latter two conditions designed to dissociate the direct or indirect potential effects of insulin.

Methods

Participants Mean baseline demographic characteristics and fasting biochemical parameters of the 18 type 2 diabetic male patients are outlined in Table 1. All subjects met the diagnostic criteria for type 2 diabetes as defined by the ADA and were treated with either metformin or a combination of metformin and a sulfonylurea. All patients underwent a physical examination and laboratory tests to exclude hepatic, renal, thyroid and hematologic abnormalities. Inclusion criteria were as follows: age between 30 and 70 years; BMI between 25 and 40 kg/m^2; HbA_{1c} between 7 and 10%; fasting TG < 4.5 mmol/l ; fasting total cholesterol < 6.5 mmol/l ; estimated GFR using Cockcroft formula > 60 ml/min; alanine amino-transferase, aspartate aminotransferase or gamma-glutamyltransferase (GGT) less than 3 times the upper limit of normal values; genotype of apoprotein E: E3/E3; no history of a cardiovascular event within 6 months prior to the study; no systemic illness other than diabetes, treated hypertension or hyperlipidemia. Five patients were taking a stable dose of pravastatin, two were taking atorvastatin, two were taking simvastatin, three were taking fenofibrate and one was taking gemfibrozil. All medications had been started a minimum of 3 months prior to the study, doses had been stable for three months prior to the study and medications were continued unchanged throughout the study period. There were no differences in treatments between the different groups of subjects. The Research Ethics Board of la Méditerranée University approved the study and all subjects gave written informed consent.

Experimental protocol for lipoprotein kinetic studies Each subject underwent two separate lipoprotein kinetic studies, as described below, 4 weeks apart. In each study, following an overnight fast (no food ingested after 6pm the day before the kinetic study), an i.v. catheter was inserted into a superficial vein in each forearm, one for infusion and one for blood sampling. At 6am, the day of the study, the patients started an hourly supplement ingestion (Nutrini Drink®, Nutricia, Zoetermeer, Netherlands: 50% calories from carbohydrates, 9% from proteins, 41% from fat, 4.2% from saturated fat, 24.6% from monounsaturated fat and 12% from polyunsaturated fat). From 8am to the end of the study (10pm), all patients underwent an initial study with an intravenous infusion of saline (65 ml/hr). One month later, the subjects were assigned to one of three hyperinsulinemic clamp conditions (CLAMP), with an attempt to match the three groups for age, BMI and $HbA_{1c.}$ The three hyperinsulinemic clamp conditions were: 1. intravenous infusion of insulin (Novorapid® 80 mUI/m^2.min, Novo Nordisk, Chartres, France) and glucose 20% solution at a variable rate to maintain the blood glucose around 5.5 mmol/l (INS, hyperinsulinemic-euglycemic condition, n=6), 2. as in #1 but the blood glucose was maintained at approximately 11 mmol/l (INS+GLY, hyperinsulinemic-hyperglycemic condition, n=6), or 3. as in #1 but with co-infusion of intralipid (20% solution at 15 ml/hr; Fresenius Kabi, Uppsala,

Sweden) and heparin (250 U/hr; heparin choay[®], Sanofi-Aventis, France) to prevent the anticipated reduction in circulating FFA that occurs with hyperinsulinemia (INS+IH, hyperinsulinemic-euglycemic plus intralipid and heparin condition, n=6) (Fig. 1A). For three subjects (one in each group), we used Actrapid[®] instead of Novorapid[®] to enable the measurement of plasma exogenous insulin levels throughout the clamps. Blood glucose was assessed at the bedside every 5 to 10 minutes using an ACCU-CHEK[®] Performa Analyser (Roche Diagnostics, Meylan, France).

Kinetic studies were performed in a constant fed state because apoB-48 levels are too low in the fasted state to accurately assess isotopic enrichments for calculation of kinetic parameters. To achieve a constant fed state, the subjects ingested aliquots of the liquid food supplement every hour from 6am to 10pm with each hourly aliquot equivalent to 1/16th of their total daily caloric needs estimated by the use of the Harris Benedict equation. Four hours after starting to ingest the liquid formula and 2 hr after starting saline, insulin or insulin plus intralipid and heparin infusions (at 10am), subjects received a primed-constant infusion (10 µmol/kg bolus followed by 10 $\mu mol.kg^{-1}.hr^{-1}$ for 12 hours) of deuterium-labeled leucine (L-$[5,5,5-^2H_3]$-leucine, 99%, Cambridge Isotope Laboratories, Andover, MA, USA) to enrich apoB-48 for assessment of the fractional catabolic rate (FCR), the pool size and the production rate (PR) of TRL-apoB-48 as previously described [7]. Blood samples were collected in the fasting state (6am), before the D3-leucine infusion (10am) and after the start of the primed-constant infusion of D3-leucine, at 1, 3, 5, 7, 9, 10, 11 and 12 hr.

Laboratory Methods Plasma was immediately separated from blood samples, at 3500 rpm for 15 min at 4°C. TRL were isolated by gradient ultracentrifugation as previously described [25]. Briefly, 2 ml of each plasma sample was mixed with 2 ml of saline solution (density=1.006) and centrifuged (50.4 Ti rotor; Beckman, Palo Alto, CA) for 6 hr at 50.000 rpm and 12°C. Proteins in the TRL fraction were determined [26], 1000 µg of proteins were delipidated and subsequently separated by SDS-PAGE, with clear separation of the apoB-48 bands. ApoB-48 gel slices were hydrolyzed and derivatized to allow the determination of leucine isotopic enrichment, as previously described [7] . Briefly, samples were heated at 110°C with 6N HCl for 24 hr and dried under vacuum before being derivatized with 100 µL mixture (1:1) of acetonitrile:N-tert-butyldimethyl-N-methyltrifluoracetamide (Sigma-Aldrich, Schnelldorf, Switzerland). Derivatized samples were analyzed by electron impact ionization gas chromatography/mass spectrometry (Agilent 6890N/59731 GC/MS, Agilent Technologies, Santa Clara, California, USA) with a capillary column (30m length, 0.25mm ID and 0.25µm film thickness, ZB-50 column, Phenomenex, Tennessee, USA) and with helium as the carrier gas. Selective ion monitoring at m/z=302 and 305 (ionic species corresponding to derivatized non-deuterium-labelled and deuterium-labelled leucine, respectively) was performed and tracer-to-tracee ratios were calculated from isotopic ratios for each sample and standard enrichment curves.

Triglycerides were measured in plasma and TRL fraction using an enzymatic colorimetric kit (Roche Diagnostics, Grenoble, France). Plasma total cholesterol, HDL-C and LDL-C, were determined using enzymatic methods (CHOD-PAP, Roche, Grenoble, France).

Plasma NEFA were determined with the NEFA colorimetric method (Wako Industrials, Osaka, Japan). Because we did not used a lipoprotein lipase inhibitor in the tubes and in spite of plasma was immediately separated from blood samples, at 3500 rpm for 15 min at 4°C and then NEFA tubes quickly frozen at - 20°C, we can not eliminate that some degree of in vitro lipolysis may have occurred after collection of the specimens leading to an overestimation of plasma NEFA levels in the hyperinsulinemic-euglycemic plus intralipid and heparin condition. Plasma glucose was measured using the hexokinase oxidase method (Beckman Coulter, Galway, Ireland). Plasma insulin and C-peptide levels were determined using electrochemiluminescence method (Roche Diagnostic, Mannhein, Germany). ApoB-48 levels in TRL fraction were determined by using the human apoB-48 ELISA kit (Shibayagi, Japan).

Calculation of lipoprotein pool size, production and clearance rates by compartmental modeling A three compartment model was fitted to the stable isotope enrichment curves using SAAM II computer software (version 1.2, University of Washington, Seattle, WA). Compartment 1 represents the plasma amino acid precursor pool. Compartment 2 is an intracellular delay compartment, which accounts for the apoB-48 synthesis and TRL-apoB-48 assembly. Compartment 3 represents circulating TRL-apo-B48 (Fig. 2A). Each subject was in steady state with respect to apoB-48 concentrations so FCR was equivalent to fractional synthetic rate. Kinetic parameters were derived from individual enrichment. All of the parameters were allowed to adjust except the delay which was set to 0.5 hr as used by others [17, 24]. Plasma free leucine enrichment was used as forcing function. PR was calculated using the FCR of TRL-apoB-48 multiplied by pool size measured over the 12 hours of the kinetic study, where PS = average plasma concentration (mg/l) between 1 and 12 hr of the kinetic study (i.e. from 10am to 10pm) x plasma volume (l) /kg body weight (kg) (plasma volume is corrected in relation to weight) [27]. TRL-apoB-48 tracer-to-tracee ratios versus time are presented in Fig. 2B and 2C.

Statistical analysis Statistical analysis was performed using SPSS (Statistical Package for the Social Sciences, version 17.0, Chicago, IL, USA) software. Results are presented as means ± SEM. The mean values of the parameters and the statistical comparison between studies were calculated during the 12 hours kinetic studies (i.e. from 10am to 10pm, the time period of deuterated leucine infusion). The Wilcoxon paired test was used to study changes between saline (SAL) and clamp (CLAMP) conditions and the Kruskal-Wallis test was used for comparisons between the three groups in SAL condition and in CLAMP conditions. For all the analyses, a *p* value <0.05 was considered significant.

Results

Fasting plasma lipids, biochemical characteristics and TRL composition of patients At baseline, the 3 groups of patients with type 2 diabetes (INS, INS+GLY and INS+IH) were well matched with no significant difference in demographic characteristics or fasting biochemical parameters (Table 1).

Concentrations of TG, NEFA, insulin, C-peptide and glucose in plasma and TG and apoB-48 in TRL fraction When we compared the three groups (INS, INS+IH and INS+GLY) in the hyperinsulinemic clamp conditions (CLAMP), plasma NEFA concentration was higher in INS+IH compared to INS and INS+GLY (*p*<0.01 respectively), plasma glucose concentration was higher in INS+GLY compared to INS and INS+IH (*p*<0.01 respectively) and plasma insulin concentration were not different between the 3 groups (Fig. 1B, 1C and 1D). Plasma C-peptide was higher in INS+GLY compared to INS and INS+IH (*p*<0.01 respectively). There were no differences in plasma TG, TRL-TG and TRL-apoB-48 levels between the three groups (see Electronic supplementary material [ESM] Table 1 and Fig. 1A, 1B, 1C and 1D).

When we compared each group (INS, INS+IH or INS+GLY) between saline condition and hyperinsulinemic clamp conditions (CLAMP), we found in INS that plasma glucose and C-peptide concentrations decreased significantly between SAL and CLAMP conditions (*p*<0.01 for both), whereas plasma NEFA, plasma TG, TRL-TG and TRL-apoB-48 concentrations did not change significantly. In INS+GLY, TRL-TG and TRL-apoB-48 concentrations decreased significantly between SAL and CLAMP conditions (*p*<0.05 for all), whereas plasma glucose, TG, NEFA and C-peptide concentrations did not change significantly. In INS+IH, plasma glucose and C-peptide concentrations decreased significantly between SAL and CLAMP conditions (*p*<0.01 for both), whereas plasma NEFA increased significantly (*p*< 0.01) and plasma TG, TRL-TG and TRL-apoB-48 concentrations did not change significantly. (see Electronic supplementary material [ESM] Table 1 and Fig. 1A, 1B, 1C and 1D).

Effect of acute hyperinsulinemia on TRL-apoB-48 pool size, fractional catabolic rate (FCR) and production rate (PR) There were no differences in TRL-apoB-48 PS, FCR and PR between SAL and the three hyperinsulinemic clamp conditions (CLAMP) for the 3 groups (INS, INS+GLY and INS+IH), with the exception that PS was significantly lower in SAL vs CLAMP in the INS+GLY group ($p<0.05$). This reduction in PS was explained by a non-significant trend towards a 20% reduction in PR ($p=0.64$) and a 20% increase in FCR ($p=0.60$) of TRL apoB-48 in this group (Fig. 3A, 3B and 3C).

When we compared the whole group of the 18 patients between SAL and CLAMP conditions we did not find a difference between TRL-apoB-48 PS (27.03 ± 2.54 vs 28.2 ± 5.30 mg; $p=0.13$), TRL-apoB-48 FCR (10.34 ± 1.9 vs 12.80 ± 2.0 pools/day; $p=0.26$) and TRL-apoB-48 PR (2.65 ± 0.45 vs 2.84 ± 0.38 mg.kg^{-1}.day^{-1}; $p=0.52$) (see Electronic supplementary material [ESM] Fig. 2A, 2B and 2C).

We found no difference in TRL-apoB-48 PS, FCR and PR between the three INS, INS+GLY and INS+IH groups in the hyperinsulinemic clamp conditions (CLAMP) (see Electronic supplementary material [ESM] Table 1).

Discussion

We have shown for the first time in humans that the acute inhibitory effect of insulin on intestinal TRL-apoB-48 production, recently shown in healthy humans using a similar method [24], is blunted in patients with type 2 diabetes, as has previously been shown for hepatic TRL-apoB-100 [19]. Our findings are in keeping with the results of an animal study showing that intestinal lipoprotein production of chow-fed hamsters but not insulin resistant fructose-fed hamsters was responsive to the acute inhibitory effect of insulin [22]. The intestinal insulin insensitivity is accompanied by impaired insulin signaling that has been shown *ex vivo* in enterocytes of fructose-fed hamsters

[22]. The consequences of the insulin signaling defect at the level of the enterocyte are increased in apoB-48 stability, increased mass and activity of microsomal TG transfer protein (MTP) necessary for the assembly of the nascent lipoprotein particles, increased activation of sterol regulatory element-binding protein-1c (SREBP-1c), increased of monoacylglycerol- and diacylglycerol-acyltransferase (MGAT and DGAT) activity and increased of L-fatty acid binding protein (L-FABP) leading to an increase in *de novo* lipogenesis, chylomicrons assembly and secretion [22, 28, 29].

An acute elevation of plasma NEFA has previously been shown to stimulate TRL-apoB-48 production in chow-fed hamsters [9] and in healthy fed humans [10], with no stimulatory effect of NEFA seen in insulin resistant hamsters that already overproduce TRL-apoB-48 [9]. These findings are in keeping with the observation in the present study in patients with type 2 diabetes (and presumably marked insulin resistance), in whom a marked elevation of plasma NEFA in the CLAMP-INS+IH study failed to significantly stimulate intestinal lipoprotein particle production compared to SAL. However, the non-significant trend towards a TRL-apoB-48 PR increase under condition of elevated circulating NEFA can not definitely exclude a stimulatory effect of NEFA. NEFA may stimulate intestinal TRL-apoB-48 assembly and secretion indirectly by impairing insulin signaling or by some other unknown mechanism or may act directly by increasing the pool of intracellular fatty acids incorporated into secreted lipoprotein particles [30]. Acute suppression of plasma NEFA may also play a role in regulating NEFA secretion, with the acute suppressive effect of insulin on TRL-apoB-48 production in humans previously shown to be partly dependent on insulin-mediated suppression of plasma NEFA [24]. In the present study, insulin did not effectively suppress plasma NEFA (ie NEFA in CLAMP-INS and CLAMP-INS+GLY did not differ from SAL in those groups of subjects) in individuals with type 2 diabetes. Resistance to insulin-mediated suppression of adipose tissue lipolysis is a well described feature of insulin resistant states [31]. The absence of insulin-mediated suppression of plasma NEFA could partly explain the inability of insulin to acutely suppress TRL-apoB-48 production.

Impaired clearance of intestinal TRL-apoB-48 has been shown in patients with type 2 diabetes compared to controls [8], possibly related to the post-prandial impairment of LPL stimulation that normally occurs in non-diabetic subjects [32, 33]. In studies in healthy humans using methodology similar to the present study there was no clear acute impairment in TRL-apoB-48 FCR when insulin or NEFA concentrations were experimentally raised [10, 24]. In the present study, we showed that acute elevation of blood glucose, NEFA and insulin had no acute effect on TRL-apoB-48 FCR in patients with type 2 diabetes. Furthermore, elevation of glucose in the presence of hyperinsulinemia did not significantly affect the intestinal lipoprotein PR in the present study despite a significant decrease in TRL-apoB-48 PS between SAL vs hyperinsulinemic-hyperglycemic CLAMP. The role of glucose level on TRL metabolism remains debated. A reduction in postprandial chylomicrons has been shown after the improvement of glycemic control in type 2 diabetes using intensified dietary, drugs and/or insulin but it was a short-term and not acute study [34]. Whereas, it has been shown a decrease in VLDL-TG production in lean men and women and in men but not women obese during hyperinsulinemia-hyperglycemia condition[11], an other study has found that hyperglycemia was a driven force in the overproduction of VLDL1 but not VLDL2 in type 2 diabetes, but these 2 studies were conducted in a fasting state [12]. In a study with a design similar to ours excepting a fasting state and shorter duration of the hyperinsulinemic clamps, the results of the VLDL1 and VLDL2 PR and FCR were comparable whatever euglycemic or hyperglycemic conditions in type 2 diabetes excepted for a significant reduction in VLDL2 production under hyperglycemic compared to saline conditions [19]. Two human studies have recently shown an improvement in postprandial lipidemia after acute i.v. administration of glucagon-like peptide 1 (GLP-1) in healthy subjects (postprandial decrease of plasma triglycerides levels) [35] or after 4 weeks of treatment with a dipeptidyl peptidase IV inhibitor in patients with type 2 diabetes (postprandial decrease of chylomicron triglycerides, chylomicron apoB-48) [36]. In our study, C-peptide was not effectively suppressed in INS+GLY during hyperinsulinemic clamp, but we are not able to dissociate the role of hyperglycemia and/or the glucose-dependent insulinotropic effect of GLP-1 on this endogenous insulin secretion in our constant fed condition. Further studies are needed in type 2 diabetes to better understand the respective role of endogenous and exogenous insulin and GLP-1 in TRL metabolism.

TRL-apoB-48 and TRL-apoB-100 have been identified as proatherogenic and could greatly contribute to the residual cardiovascular risk in type 2 diabetes [37]. The role of TRL in the atherosclerosis could be indirect by leading to the typical dyslipidemia seen in type 2 diabetes: elevated plasma TG levels, low HDL-C levels, increased proportion of small and dense LDL particles and postprandial hyperlipidemia. The second indirect role of the TRL in the atherosclerosis is linked to the increase residence time of these particles in plasma, which may induce a proinflammatory state by activating leucocytes and endothelium [4]. The role of these particles in atherosclerosis could also be more direct, by the retention of TRL-remnants in the arterial wall, classically TRL-apoB-100 remnants (LDL-apoB-100) but also TRL-apoB-48 remnants. Indeed, a proteoglycan binding site in the arterial wall [38] and a specific macrophage receptor located particularly in human atherosclerotic lesion foam cells have been characterized [39]. Moreover, the apoB-48 was extracted from human atherosclerotic plaques in sudden cardiac death cases [40]. Even though the PR of TRL-apoB-100 is greater (five- to ten-fold) than that of TRL-apoB-48 and that fewer numbers of TRL-apoB-48 remnants are retained within the intima relative to TRL-apoB-100 remnants (approximately 10-fold less), according to the greater contents in cholesterol of TRL-apoB-48 compared to TRL-apoB-100 (approximately 40-fold more), it could be expected a four-fold greater retention of cholesterol mass derived from TRL-apoB-48 remnants [5].

In conclusion, this present report has extended previous findings in animal models of insulin resistance to humans and also from the liver to the intestine, demonstrating that the acute inhibitory effect of insulin on intestinal TRL-apoB-48 production is absent in patients with type 2 diabetes. We speculate that the absence of insulin-mediated suppression of plasma NEFA in these patients may have partly accounted for this lack of insulin-mediated suppression of TRL-apo-B48 secretion. This resistance to insulin's acute suppressive effect on both intestinal TRL-apoB-48 (shown in this paper) and hepatic TRL-apoB-100 (shown by others previously) production in type 2 diabetes may contribute to the highly prevalent dyslipidemia of type 2 diabetes and potentially to atherosclerosis.

Acknowledgments This work was supported by fundings from a programme hospitalier de recherche clinique régional (PHRC-2007), Lilly, Novo Nordisk and Servier.

We wish to thank Roselyne Barone and Myriam Coffin (UMR INRA 1260/University of la Méditerranée, Marseille, France), the assistance publique-hôpitaux de Marseille (Promoter), the clinical investigation center and Dr Stéphane Honoré (Pharmacy Department) of la Timone hospital (Marseille, France) for their technical assistance

J.P. Nogueira and R. Valéro researched data and wrote the manuscript. M. Maraninchi, N. Padilla, J. Mancini, and A. Nicolay researched data and contributed to discussion. L. Duvillard researched data and reviewed manuscript. S. Béliard, C. Xiao, B. Vialettes, and G.F. Lewis contributed to discussion and reviewed manuscript.

Duality of interest

The authors declare that there is no duality of interest associated with this manuscript.

References

[1] Almdal T, Scharling H, Jensen JS, Vestergaard H (2004) The independent effect of type 2 diabetes mellitus on ischemic heart disease, stroke, and death: a population-based study of 13,000 men and women with 20 years of follow-up. Arch Intern Med 164: 1422-1426

[2] Ginsberg HN (2000) Insulin resistance and cardiovascular disease. J Clin Invest 106: 453-458

[3] Adiels M, Olofsson SO, Taskinen MR, Boren J (2008) Overproduction of very low-density lipoproteins is the hallmark of the dyslipidemia in the metabolic syndrome. Arterioscler Thromb Vasc Biol 28: 1225-1236

[4]   Alipour A, Elte JW, van Zaanen HC, Rietveld AP, Castro Cabezas M (2008) Novel aspects of postprandial lipemia in relation to atherosclerosis. Atheroscler Suppl 9: 39-44

[5]   Proctor SD, Vine DF, Mamo JC (2002) Arterial retention of apolipoprotein B(48)- and B(100)-containing lipoproteins in atherogenesis. Curr Opin Lipidol 13: 461-470

[6]   Adeli K, Lewis GF (2008) Intestinal lipoprotein overproduction in insulin-resistant states. Curr Opin Lipidol 19: 221-228

[7]   Duez H, Lamarche B, Uffelman KD, Valero R, Cohn JS, Lewis GF (2006) Hyperinsulinemia is associated with increased production rate of intestinal apolipoprotein B-48-containing lipoproteins in humans. Arterioscler Thromb Vasc Biol 26: 1357-1363

[8]   Hogue JC, Lamarche B, Tremblay AJ, Bergeron J, Gagne C, Couture P (2007) Evidence of increased secretion of apolipoprotein B-48-containing lipoproteins in subjects with type 2 diabetes. J Lipid Res 48: 1336-1342

[9]   Lewis GF, Naples M, Uffelman K, Leung N, Szeto L, Adeli K (2004) Intestinal lipoprotein production is stimulated by an acute elevation of plasma free fatty acids in the fasting state: studies in insulin-resistant and insulin-sensitized Syrian golden hamsters. Endocrinology 145: 5006-5012.

[10]   Duez H, Lamarche B, Valero R, et al. (2008) Both intestinal and hepatic lipoprotein production are stimulated by an acute elevation of plasma free fatty acids in humans. Circulation 117: 2369-2376

[11]   Mittendorfer B, Patterson BW, Klein S, Sidossis LS (2003) VLDL-triglyceride kinetics during hyperglycemia-hyperinsulinemia: effects of sex and obesity. Am J Physiol Endocrinol Metab 284: E708-715

[12]   Adiels M, Boren J, Caslake MJ, et al. (2005) Overproduction of VLDL1 driven by hyperglycemia is a dominant feature of diabetic dyslipidemia. Arterioscler Thromb Vasc Biol 25: 1697-1703

[13]   Theriault A, Cheung R, Adeli K (1992) Expression of apolipoprotein B in vitro in cell-free lysates of HepG2 cells: evidence that insulin modulates ApoB synthesis at the translational level. Clin Biochem 25: 321-323

[14]   Adeli K, Theriault A (1992) Insulin modulation of human apolipoprotein B mRNA translation: studies in an in vitro cell-free system from HepG2 cells. Biochem Cell Biol 70: 1301-1312

[15]   Lewis GF, Uffelman KD, Szeto LW, Weller B, Steiner G (1995) Interaction between free fatty acids and insulin in the acute control of very low density lipoprotein production in humans. J Clin Invest 95: 158-166

[16]   Lewis GF, Zinman B, Uffelman KD, Szeto L, Weller B, Steiner G (1994) VLDL production is decreased to a similar extent by acute portal vs. peripheral venous insulin. Am J Physiol 267: E566-572

[17]   Malmstrom R, Packard CJ, Caslake M, et al. (1998) Effects of insulin and acipimox on VLDL1 and VLDL2 apolipoprotein B production in normal subjects. Diabetes 47: 779-787

[18]   Malmstrom R, Packard CJ, Watson TD, et al. (1997) Metabolic basis of hypotriglyceridemic effects of insulin in normal men. Arterioscler Thromb Vasc Biol 17: 1454-1464

[19]   Malmstrom R, Packard CJ, Caslake M, et al. (1997) Defective regulation of triglyceride metabolism by insulin in the liver in NIDDM. Diabetologia 40: 454-462

[20]   Lewis GF, Uffelman KD, Szeto LW, Steiner G (1993) Effects of acute hyperinsulinemia on VLDL triglyceride and VLDL apoB production in normal weight and obese individuals. Diabetes 42: 833-842

[21]   Sparks JD, Sparks CE (1994) Obese Zucker (fa/fa) rats are resistant to insulin's inhibitory effect on hepatic apo B secretion. Biochem Biophys Res Commun 205: 417-422

[22]   Federico LM, Naples M, Taylor D, Adeli K (2006) Intestinal insulin resistance and aberrant production of apolipoprotein B48 lipoproteins in an animal model of insulin resistance and metabolic dyslipidemia: evidence for

activation of protein tyrosine phosphatase-1B, extracellular signal-related kinase, and sterol regulatory element-binding protein-1c in the fructose-fed hamster intestine. Diabetes 55: 1316-1326

[23] Loirdighi N, Menard D, Levy E (1992) Insulin decreases chylomicron production in human fetal small intestine. Biochim Biophys Acta 1175: 100-106.

[24] Pavlic M, Xiao C, Szeto L, Patterson BW, Lewis GF (2010) Insulin acutely inhibits intestinal lipoprotein secretion in humans in part by suppressing plasma free fatty acids. Diabetes 59: 580-587.

[25] Karpe F, Hamsten A (1994) Determination of apolipoproteins B-48 and B-100 in triglyceride-rich lipoproteins by analytical SDS-PAGE. J Lipid Res 35: 1311-1317

[26] Morton RE, Evans TA (1992) Modification of the bicinchoninic acid protein assay to eliminate lipid interference in determining lipoprotein protein content. Anal Biochem 204: 332-334

[27] Dagher FJ, Lyons JH, Finlayson DC, Shamsai J, Moore FD (1965) Blood volume measurement: a critical study prediction of normal values: controlled measurement of sequential changes: choice of a bedside method. Adv Surg 1: 69-109

[28] Haidari M, Leung N, Mahbub F, *et al.* (2002) Fasting and postprandial overproduction of intestinally derived lipoproteins in an animal model of insulin resistance. Evidence that chronic fructose feeding in the hamster is accompanied by enhanced intestinal de novo lipogenesis and ApoB48-containing lipoprotein overproduction. J Biol Chem 277: 31646-31655

[29] Zoltowska M, Ziv E, Delvin E, *et al.* (2003) Cellular aspects of intestinal lipoprotein assembly in Psammomys obesus: a model of insulin resistance and type 2 diabetes. Diabetes 52: 2539-2545

[30] Duez H, Pavlic M, Lewis GF (2008) Mechanism of intestinal lipoprotein overproduction in insulin resistant humans. Atheroscler Suppl 9: 33-38

[31] Kovacs P, Stumvoll M (2005) Fatty acids and insulin resistance in muscle and liver. Best Pract Res Clin Endocrinol Metab 19: 625-635

[32] Haffner SM, Foster DM, Kushwaha RS, Hazzard WR (1984) Retarded chylomicron apolipoprotein-B catabolism in type 2 (non-insulin-dependent) diabetic subjects with lipaemia. Diabetologia 26: 349-354

[33] Pruneta-Deloche V, Sassolas A, Dallinga-Thie GM, Berthezene F, Ponsin G, Moulin P (2004) Alteration in lipoprotein lipase activity bound to triglyceride-rich lipoproteins in the postprandial state in type 2 diabetes. J Lipid Res 45: 859-865

[34] Phillips C, Murugasu G, Owens D, Collins P, Johnson A, Tomkin GH (2000) Improved metabolic control reduces the number of postprandial apolipoprotein B-48-containing particles in type 2 diabetes. Atherosclerosis 148: 283-291

[35] Meier JJ, Gethmann A, Gotze O, et al. (2006) Glucagon-like peptide 1 abolishes the postprandial rise in triglyceride concentrations and lowers levels of non-esterified fatty acids in humans. Diabetologia 49: 452-458

[36] Matikainen N, Manttari S, Schweizer A, et al. (2006) Vildagliptin therapy reduces postprandial intestinal triglyceride-rich lipoprotein particles in patients with type 2 diabetes. Diabetologia 49: 2049-2057

[37] Mero N, Malmstrom R, Steiner G, Taskinen MR, Syvanne M (2000) Postprandial metabolism of apolipoprotein B-48- and B-100-containing particles in type 2 diabetes mellitus: relations to angiographically verified severity of coronary artery disease. Atherosclerosis 150: 167-177

[38] Flood C, Gustafsson M, Richardson PE, Harvey SC, Segrest JP, Boren J (2002) Identification of the proteoglycan binding site in apolipoprotein B48. J Biol Chem 277: 32228-32233

[39] Brown ML, Ramprasad MP, Umeda PK, et al. (2000) A macrophage receptor for apolipoprotein B48: cloning, expression, and atherosclerosis. Proc Natl Acad Sci U S A 97: 7488-7493

[40] Nakano T, Nakajima K, Niimi M, *et al.* (2008) Detection of apolipoproteins B-48 and B-100 carrying particles in lipoprotein fractions extracted from human aortic atherosclerotic plaques in sudden cardiac death cases. Clin Chim Acta 390: 38-43

Table 1. Baseline demographic characteristics and fasting biochemical parameters of patients with type 2 diabetes

	INS+GLY (n=6)	INS (n=6)	INS+IH (n=6)
Age (years)	57.2±1.5	58.7±1.7	54.7±1.9
BMI (kg/m^2)	30.4±1.6	30.3±1.8	30.9±1.7
Duration of diabetes (years)	9.8±0.8	8.0±1.0	7.7±1.2
HbA$_{1c}$ (%)	7.6±0.2	7.6±0.3	7.7±0.3
Glucose (mmol/l)	6.87±0.6	6.92±0.7	6.91±0.9
Insulin (mUI/l)	8.7±3.6	15.7±5.7	13.5±4.5
C-peptide (nmol/l)	1.0±0.1	1.2±0.1	1.1±0.1
Plasma NEFA (mmol/l)	0.6±0.06	0.8±0.05	0.7±0.02
Plasma TG (mmol/l)	1.8±0.2	2.0±0.4	2.0±0.3
Plasma TC (mmol/l)	4.4±0.20	4.8±0.18	4.6±0.22
Plasma HDL-C (mmol/l)	1.02±0.04	1.05±0.05	1.03±0.04
Plasma LDL-C (mmol/l)	2.48±0.1	2.27±0.1	2.57±0.1
TRL-apoB-48 (mg/l)	6.3±3.8	7.3±2.8	5.5±3.1

Data are means ± SEM.

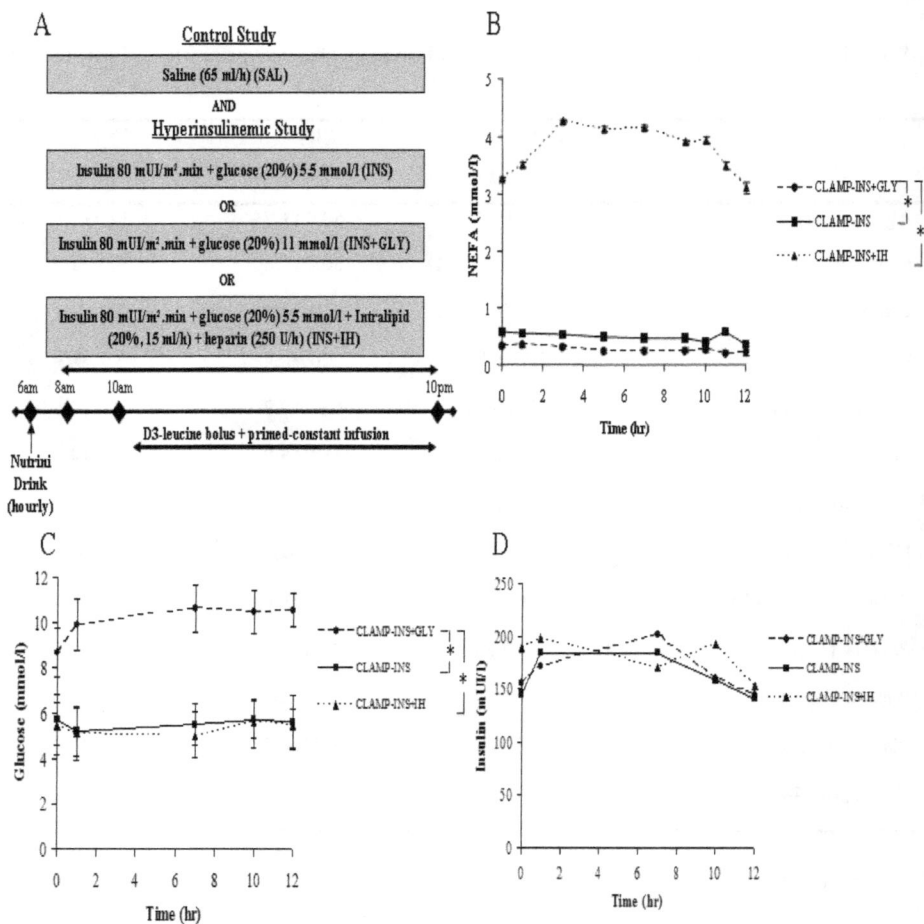

FIG. 1.

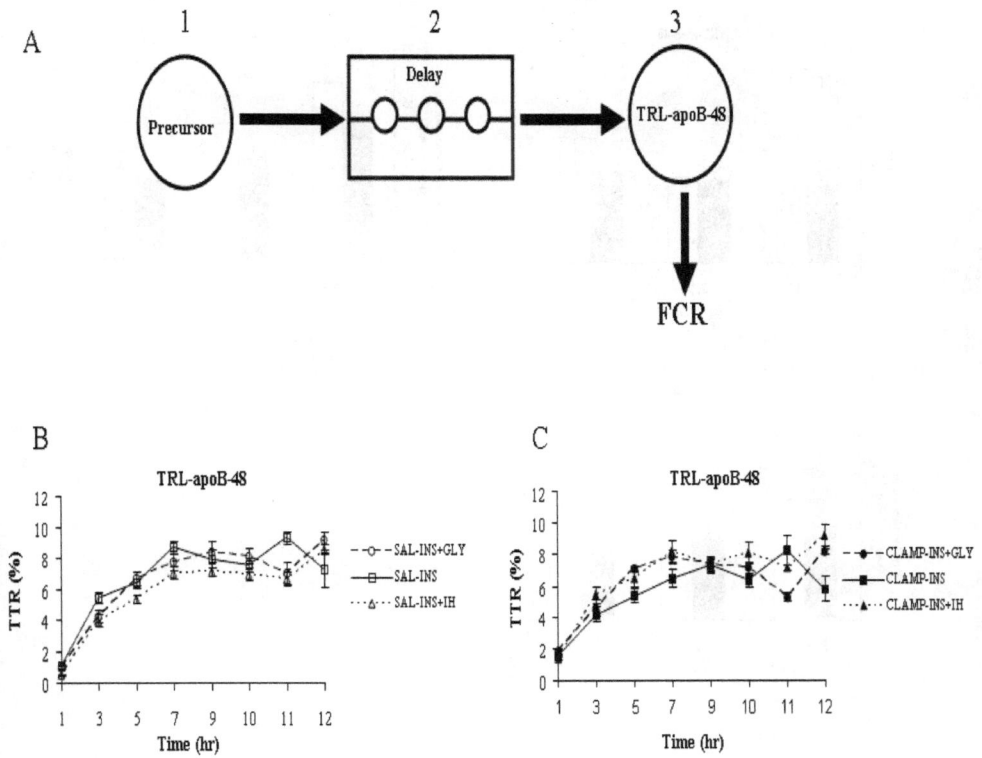

FIG. 2.

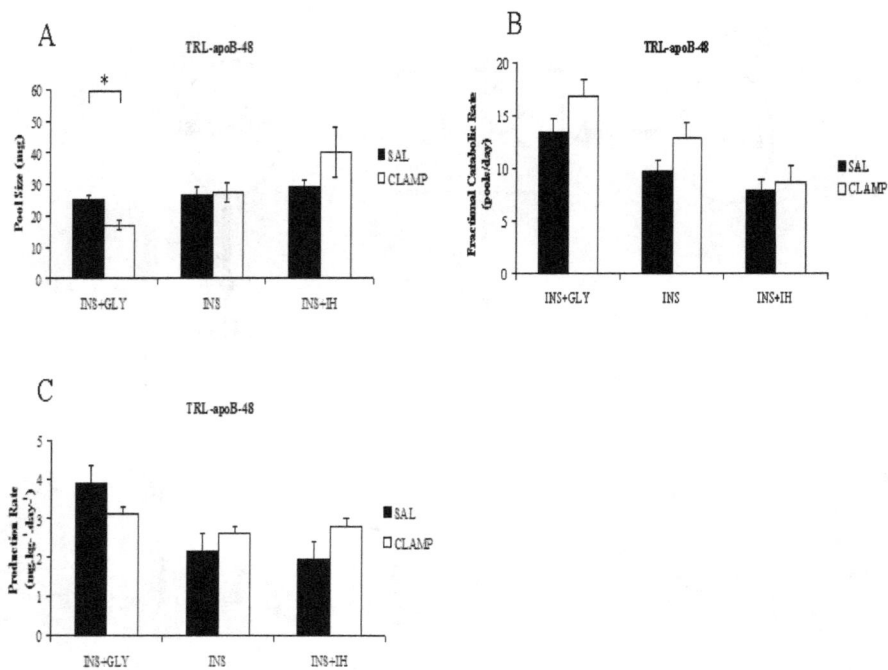

FIG. 3.

Legends for Figures

Fig. 1 Study protocol (**A**). Plasma NEFA levels (**B**), glucose levels (**C**) and insulin levels (**D**) over the time course of the kinetic study (from 10am to 10pm) during the hyperinsulinemic clamps (CLAMP) for the 3 groups of patients with type 2 diabetes (INS; INS+IH; INS+GLY). Data are means ± SEM, except for insulin levels measured only in one patient per group. * $p<0.01$ for plasma NEFA levels between INS+IH and INS or INS+GLY respectively. * $p<0.01$ for plasma glucose levels between INS+GLY and INS or INS+IH respectively

Fig. 2 Compartmental model of TRL-apoB-48 metabolism (**A**). Tracer-to-tracee (TTR) ratios vs time of TRL-apoB-48 in saline (**B**) and hyperinsulinemic (CLAMP) conditions (**C**) for the 3 groups of patients with type 2 diabetes (INS; INS+IH; INS+GLY). Data are means ± SEM

Fig. 3 TRL-apoB-48 pool size (**A**), fractional catabolic rate (**B**), production rate (**C**) in saline and hyperinsulinemic clamps (CLAMP) conditions for the 3 groups of patients with type 2 diabetes (INS; INS+IH; INS+GLY). Data are means ± SEM. * $p<0.05$

Electronic Supplementary Material (ESM)

Supplemental Table

ESM Table 1 Biochemical parameters and kinetic parameters in the 3 groups of patients with type 2 diabetes (INS; INS+IH; INS+GLY)

Parameters	INS+GLY (n=6)	INS (n=6)	INS+IH (n=6)
Plasma NEFA-SAL (mmol/l)	0.37±0.06	0.57±0.05	0.44±0.03
Plasma NEFA-CLAMP (mmol/l)	0.27±0.06	0.42±0.04	3.77±0.02[a,d,e]
Plasma TG-SAL (mmol/l)	1.78±0.1	3.11±0.1	2.54±0.1
Plasma TG-CLAMP (mmol/l)	1.95±0.6	2.38±0.6	3.24±0.6
Plasma Glucose-SAL (mmol/l)	9.52±0.3	9.94±0.3	9.20±0.4
Plasma Glucose-CLAMP (mmol/l)	10.40±0.4	5.51±0.2[a,c]	5.21±0.3[a,d]
Plasma C-peptide-SAL (nmol/l)	1.9±0.3	1.8±0.3	2.5±0.3
Plasma C-peptide-CLAMP (nmol/l)	1.8±0.4	1.0±0.4[a,c]	1.3±0.3[a,d]
TRL TG-SAL (mmol/l)	2.8±0.04	3.80±0.06	3.20±0.09
TRL TG-CLAMP (mmol/l)	1.90±0.03[b]	3.73±0.07	3.40±0.07
TRL-apoB-48-SAL (mg/l)	14.3±2.2	14.1±3.4	15.8±2.2
TRL-apoB-48-CLAMP (mg/l)	10.2±2.3[b]	20.9±7.9	18.6±6.4
PS-apoB-48-SAL (mg)	25.1±3.3	26.1±5.4	29.3±4.7
PS-apoB-48-CLAMP (mg)	17.2±3.6[b]	27.3±7.8	40.4±9.4
FCR-apoB-48-SAL (pools/day)	13.5±1.6	9.7±2.9	7.8±1.1
FCR-apoB-48-CLAMP (pools/day)	16.88±1.4	12.81±1.5	8.70±1.0
PR-apoB-48-SAL (mg.kg^{-1}.day^{-1})	3.87±0.4	2.16±0.1	1.95±0.1
PR-apoB-48-CLAMP (mg.kg^{-1}.day^{-1})	3.10±0.3	2.62±0.2	2.82±0.2

Data are means ± SEM for the duration of the 12 hours kinetic studies.

Data were compared for each group between saline condition (SAL) and hyperinsulinemic clamp (CLAMP) ([a] $p<0.01$; [b] $p<0.05$), and in saline condition (SAL) or hyperinsulinemic clamp (CLAMP) between INS and INS+GLY ([c] $p<0.01$), between INS+IH and INS+GLY ([d] $p<0.01$) and between INS and INS+IH ([e] $p<0.01$).

Supplemental Figure 1

ESM Fig. 1

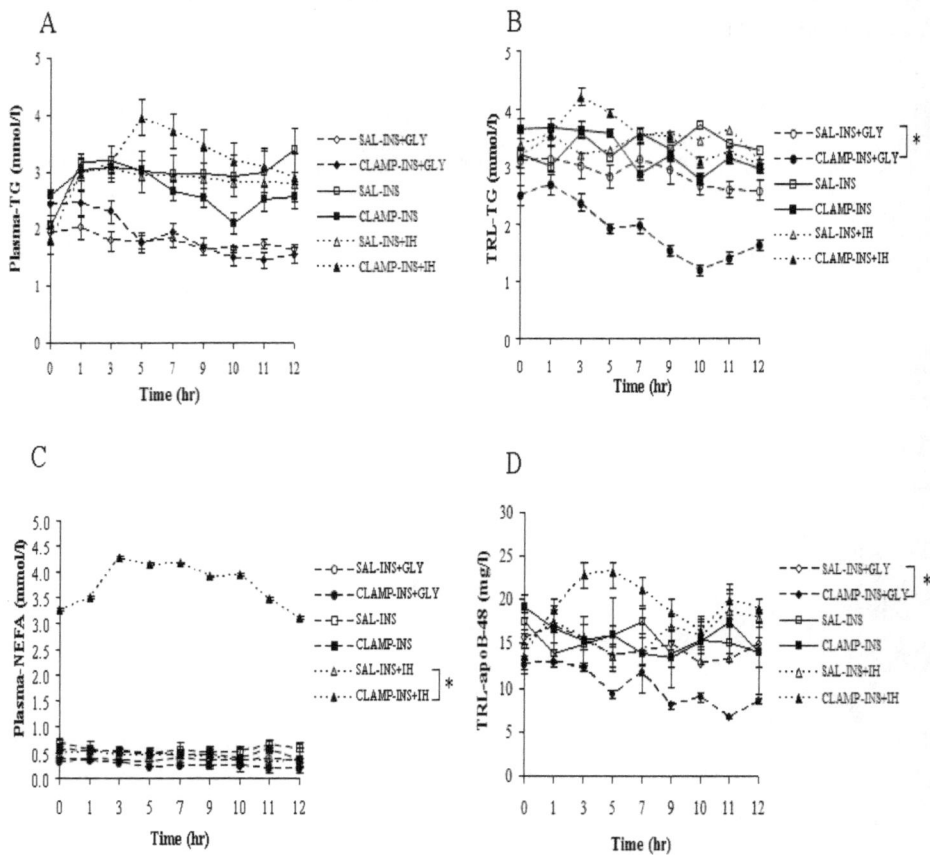

FIG. 1.

Supplemental Figure 2

ESM Fig. 2

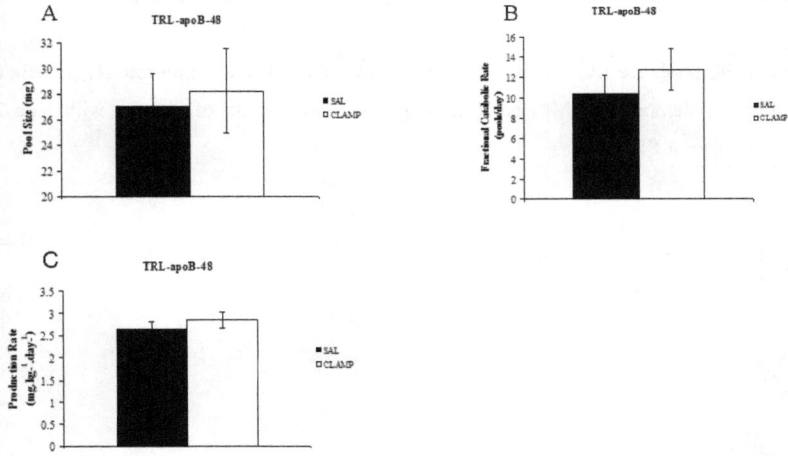

FIG. 2.

Supplemental Legend for Figures:

Fig. 1 Plasma TG (**A**), TRL-TG (**B**), plasma NEFA (**C**) and TRL-apoB-48 (**D**) levels over the time course of the kinetic studies in saline and hyperinsulinemic clamps (CLAMP) conditions for the 3 groups of patients with type 2 diabetes (INS; INS+IH; INS+GLY). Data are means ± SEM. * $p<0.05$

Fig. 2 TRL-apoB-48 pool size (**A**), fractional catabolic rate (**B**) and production rate (**C**) in saline and hyperinsulinemic clamps (CLAMP) conditions for the whole group of patients with type 2 diabetes. Data are means ± SEM.

PERSPECTIVES

Dans le cadre du schéma expérimental décrit dans l'article n°1 chez le sujet diabétique de type 2, nous avons 2 études en cours : d'une part sur la régulation par l'insuline en aigu de la cascade métabolique de l'apoB-100 dans les fractions VLDL-IDL-LDL (1ère étude) et d'autre part sur l'étude du métabolisme couplé des TRL et HDL en s'intéressant à la cinétique des TRL-apoC-III et HDL-apoC-III ainsi qu'au HDL-apoA-I (2ème étude).

Pour réaliser ces 2 études, nous avons procédé à la séparation des différentes lipoprotéines par la méthode d'ultracentrifugation séquentielle décrite par Havel *et al* (Havel *et al* 1955).

Séparation des lipoprotéines :

Le principe est de séparer les lipoprotéines du plama par ultracentrifugation séquentielle grâce à une augmentation progressive de la densité de la solution (utilisation d'un rotor à angle fixe Beckmann 50,4Ti et de tubes polycarbonate de 4 ml). Deux solutions mères sont préparées : une 1ère solution ayant une densité de 1,006 g/ml (22,8 g de chlorure de sodium (NaCl) et 0,2 g d'EDTA Na2 (acide tétraacétique de diamine d'éthylène disodique) dans 1 litre d'eau bidistillée) et une 2ème solution ayant une densité de 1,182 g/ml (249,8 g de bromure de sodium (NaBr) dans 1 litre de la 1ère solution). A partir de ces 2 solutions mères, on obtient par mélange les autres solutions nécessaires correspondant aux différentes densités désirées.

Pour isoler les VLDL (d=0,93-1,006 g/ml) : on ajoute 2 ml de plasma à 2 ml d'une solution de densité 1,006 g/ml. Après ultracentrifugation (50000 rpm, 6 heures à 15 °C, accélération/décélération : 9/1), on récupère 1 ml de surnageant (nuage flottant) correspondant à la fraction VLDL.

Pour isoler les IDL (d=1,006-1,018 g/ml) : on ajoute au sous-nageant de la solution précédente 1 ml d'une solution de densité 1,054 g/ml. Après ultracentrifugation (35000 rpm, 16 heures à 15 °C, accélération/décélération : 9/1), on récupère 750 µl de surnageant (nuage flottant) correspondant à la fraction IDL.

Pour isoler les LDL (d=1,019-1,063 g/ml): on ajoute au sous-nageant de la solution précédente 1 ml d'une solution de densité 1,153 g/ml. Après ultracentrifugation (35000 rpm, 16 heures à 15 °C, accélération/décélération : 9/1), on récupère 750 µl de surnageant (nuage flottant) correspondant à la fraction LDL.

Pour isoler les HDL (d=1,063-1,25 g/ml) : on réalise une étape préalable pour éliminer la fraction contaminante des LDL, comme pour l'étape précédente on ajoute au sous-nageant de la solution précédente 1 ml d'une solution de densité 1,153 g/ml. Après ultracentrifugation (40000 rpm, 21 heures, à 15 °C, accélération/décélération : 9/1), on récupère 750 µl de surnageant (nuage flottant) correspondant à une densité proche à 1,15 g/ml. Après analyse électrophorétique, nous avons en effet contaté que cette fraction est un mélange de LDL (70 %) et de HDL (30 %) qu'il faut éliminer pour obtenir une fraction HDL purifiée lors de l'étape suivante. On ajoute au sous-nageant de la solution précédente 600 mg de NaBr en poudre pour obtenir une densité à 1,21 g/ml (Radding and Steinberg 1960). Après ultracentrifugation (40000 rpm, 21 heures, à 15 °C, accélération/décélération : 9/1), on récupère 750 µl de surnageant (nuage flottant) correspond à la fraction HDL.

La pureté des fractions est vérifiée par 2 méthodes distinctes : mesure de la densité des lipoparticules (densitomètre DMA 46, Anton Paar) puis électrophorèse des lipoprotéines sur gel d'agarose. Un pourcentage de pureté supérieur ou égal à 90 % est obtenu pour l'ensemble des fractions (Figure 17, Figure 18 et Figure 19).

Electrophorèse des Lipoprotéines
Sur gel d'agarose SEBIA (Hydragel)

nom	%	Normales %
HDL	0.0	15.1-39.9
VLDL	3.3	2.0-31.2
IDL	96.7	

<---sens de migration

N° lot : 12039/01 exp sept 2010

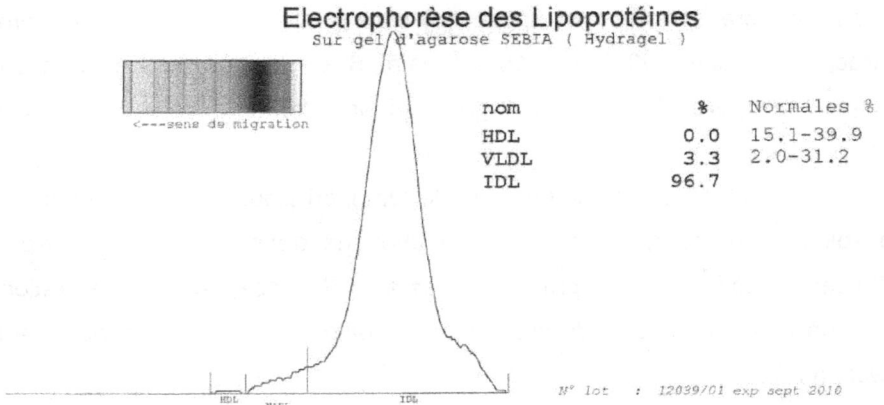

Figure 16 : Electrophorèse sur gel d'agarose de la fraction IDL.

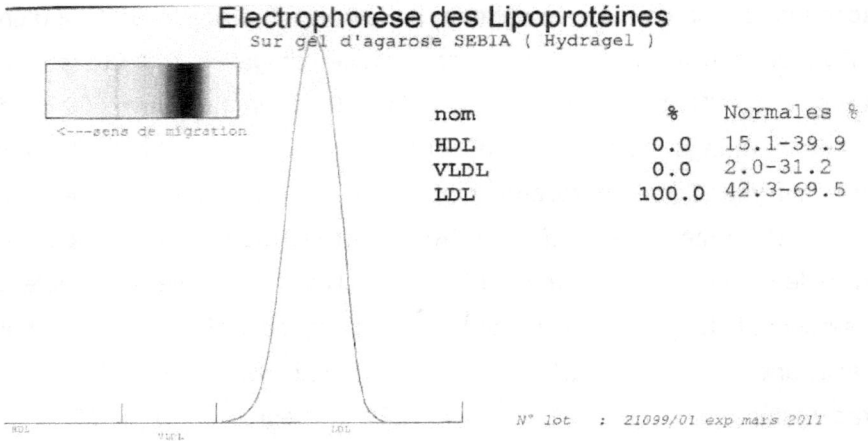

Electrophorèse des Lipoprotéines
Sur gel d'agarose SEBIA (Hydragel)

nom	%	Normales %
HDL	0.0	15.1-39.9
VLDL	0.0	2.0-31.2
LDL	100.0	42.3-69.5

<---sens de migration

N° lot : 21099/01 exp mars 2011

Figure 17 : Electrophorèse sur gel d'agarose de la fraction LDL.

Electrophorèse des Lipoprotéines
Sur gel d'agarose SEBIA (Hydragel)

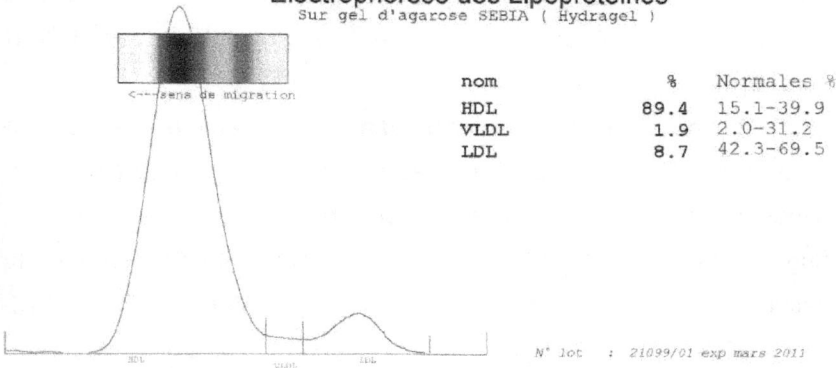

<--- sens de migration

nom	%	Normales %
HDL	89.4	15.1-39.9
VLDL	1.9	2.0-31.2
LDL	8.7	42.3-69.5

N° lot : 21099/01 exp mars 2011

Figure 18 : Electrophorèse sur gel d'agarose de la fraction HDL.

Effet aigu d'une insulinothérapie intensive sur le métabolisme des VLDL-, IDL-et LDL-apoB-100 (1ère étude en cours)

Rationnel :

Une étude cinétique a démontré, chez des sujets diabétiques de type 2 comparés à des sujets sains, une augmentation significative des VLDL- et IDL-apoB-100 plasmatiques secondaire à une augmentation de production des VLDL-apoB-100 et à une diminution du catabolisme des VLDL-, IDL- et LDL-apoB-100 (Duvillard et al 2000c).

Une autre étude a démontré une réduction significative des fractions VLDL, IDL et LDL à jeun mais également de leur contenu lipidique et notamment en TG après une insulinothérapie sous-cutanée pendant 8 semaines chez le sujet diabétique de type 2 (Taskinen et al 1988).

Une étude cinétique, chez 6 sujets diabétiques de type 2, a par ailleurs démontré qu'un traitement par insuline sous-cutanée pendant 4 semaines, diminue les TG plasmatiques et la concentration plasmatique des VLDL1, VLDL2 et des LDL. Cet effet est dû à une baisse du taux de production des VLDL1 malgré une augmentation du taux de production des VLDL2. Le catabolisme des LDL est augmenté significativement sous insuline par une action potentielle directe de l'insuline sur l'augmentation des LDL-R (Taskinen *et al* 1990).

L'effet aigu de l'insuline en postprandial n'a été étudié que dans le cadre d'une étude non cinétique : chez des sujets diabetiques de type 2, un clamp hyperinsulinique-euglycémique en état postprandial s'accompagne d'une augmentation de l'AUC des VLDL1 sans modification de la concentration et du contenu notamment en TG des VLDL2, IDL et LDL (Annuzzi *et al* 2004).

L''effet aigu de l'insuline sur le métabolisme des VLDL-, IDL-et LDL-apoB-100 dans le cadre d'une exploration cinétique n'a jamais été étudié à ce jour.

Méthodes :

Calcul de la masse des lipoprotéines :

Après isolement des fractions VLDL, IDL et LDL, nous avons mesuré leur contenu en cholestérol, TG, PL et protéines totales par méthode colorimétrique, ainsi que la concentration de l'apo-B dans chacune de ces fractions par méthode immunoturbidimétrique (Dade Behring, Newark, DE).

La masse totale de la lipoprotéine exprimée en mg/dl est obtenu par la somme du cholestérol, TG, PL et protéines dans la fraction. Le CE n'étant pas inclus dans cette mesure, les valeurs obtenues sont 5 % à 10 % plus basses que les valeurs réelles (Taskinen *et al* 1988).

Séparation de l'apoB-100 :

Pour la fraction VLDL, l'apoB-100 est isolée sur gel SDS-PAGE (sodium dodecyl sulfate polyacrylamide gel à 3-5%). Pour les fractions IDL et LDL, on isole l'apoB-100 par précipitation après ajout d'une solution de butanol-isopropyléther (45 /55 %, v/v) (Klein and Zilversmit 1984).

Après isolement de la bande d'apoB-100 des gels de VLDL et précipitation de l'apoB des fractions IDL et LDL, on réalise une hydrolyse par ajout de 1ml de HCl 6 N par échantillon (24 heures à 110 °C).

Afin d'éliminer l'acrylamide de la fraction VLDL, on centrifuge à 3000 rpm pendant 10 minutes à 4°C après une incubation à -20 °C pendant 2 heures. Après séchage des échantillons des différentes fractions jusqu'à évaporation totale (Speed Vac à 50°C), on dérivatise les acides aminés avec une solution de 50 µl d'acétonitrile (ACN) et 50 µl de MTBSTFA (N-tert-butyl-dimethylsilyl-N-methyltrifluoracetamide) pendant 30 minutes à 110°C.

Enfin les échantillons sont analysés par GC/MS (chromatographie gazeuse/spectrométrie de masse).

Modélisation cinétique du métabolisme de l'apoB-100 :

Nous avons choisi un modèle multicompartimental, décrit dans la Figure 20, dans lequel les compartiments 1 et 2 correspondent aux compartiments de « delay » représentant le temps nécessaire pour la synthèse et la sécrétion de l'apoB. Les flèches de sortie du compartiment delay (2) vers les compartiments VLDL, IDL et LDL (input) permettent d'améliorer l'ajustement de nos données expérimentales. La flèche qui sort du compartiment VLDL (k (0, 3)) représente le FCR direct des VLDL-apoB; la flèche qui sort du compartiment VLDL vers les IDL (k (4, 3)) représente le FCR indirect des VLDL. Le FCR total des VLDL-apoB est la somme des FCR de k (0, 3) et k (4, 3). Pour les IDL, la flèche qui sort du compartiment IDL (k (0, 4)) représente le FCR direct des IDL-apoB ; la flèche qui sort du compartiment IDL vers les LDL (k (5, 4)) représente le FCR indirect des IDL. Le FCR total des IDL-apoB est la somme des FCR de k (0, 4) et k (5, 4). Pour les LDL, une seule flèche sort du compartiment LDL représentant le FCR direct des LDL-apoB (k (0, 5)). Le taux de production ou PR de chaque fraction a été calculé par le produit du FCR total par le pool size de l'apoB ajusté au volume plasmatique corporel.

Ce modèle multicompartimental étant plus complexe que celui de l'étude cinétique des TRL-apoB-48, d'autres paramètres sont pris en compte par le logiciel SAAMII (moindres carrés pondérés, le poids relatif ou absolu de chaque variable, la somme des carrés des résidus) afin d'améliorer le modèle. Des critères tels que le critère d'information d'Akaike (AIC) et le critère de Schwartz (SC) sont utilisés pour confirmer l'adéquation du modèle (plus le résultat du critère est bas, plus le modèle est adapté) (Duvillard et al 2000c).

Résultats :

L'étude étant en cours, je présenterai uniquement les résultats de la composition biochimique des fractions VLDL, IDL, LDL correspondant aux 18 patients diabétiques de type 2 et les courbes d'enrichissement moyenne pour les 3 fractions correspondant aux 12 premiers patients de l'étude (4 patients par groupe : INS, INS+GLY et INS+IH)

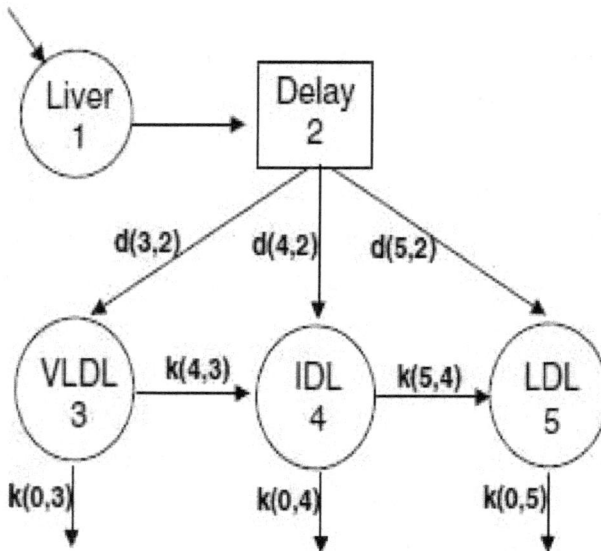

Figure 19 : Modèle multicompartimental du métabolisme de l'apoB-100.
J Clin Endocrinol Metab; 2011; 96(7):2163-70

Table 3 : Concentration et composition biochimique des fractions VLDL, IDL et LDL dans les 3 groupes de patients diabétiques de type 2.

Paramètres	INS+GLY (n=6)	INS (n=6)	INS+IH (n=6)
VLDL apoB-SAL (mg/l)	113.4±9.2	148.7±19.7	158.6±15.1
VLDL apoB-CLAMP (mg/l)	87.4±5.8[a]	114.9±17.1	135.6±19.1
VLDL CT-SAL (mg/dl)	23.6±6.2	27.1±9.1	34.7±5.1
VLDL CT-CLAMP (mg/dl)	21.5±8.2	23.6±11.1	30.8±6.2
VLDL TG-SAL (mg/dl)	245.6±3.5	333.3±5.2	280.7±7.8
VLDL TG-CLAMP (mg/dl)	166±2.6[a]	327.1±6.1	298.2±6.1
VLDL PL-SAL (mg/dl)	21.6±3.3	30.8±6.7	29.4±5.1
VLDL PL-CLAMP (mg/dl)	16.5±2.1[a]	29.4±8.1	27.8±8.32
VLDL PT-SAL (mg/dl)	28.7±4.8	38.5±3.4	48.3±9.8
VLDL PT-CLAMP (mg/dl)	34.0±7.7	39.1±4.0	51.6±6.1
VLDL-SAL (mg/dl)	295.5±52.4	392.9±27.5	321.4±69.4
VLDL-CLAMP (mg/dl)	241.5±31.8	371.9±42.2	245.8±16.0
IDL apoB-SAL (mg/l)	76.2±7.2	99.1±16.2	72.0±18.2
IDL apoB-CLAMP (mg/l)	72.3±6.4	96.7±18.1	73.1±17.2
IDL CT-SAL (mg/dl)	13.2±35.1	19.1±32.1	17.4±21.1
IDL CT-CLAMP (mg/dl)	11.2±26.1	15.6±39.1	18.3±24.1
IDL TG-SAL (mg/dl)	30.7±5.26	36.7±8.5	39.2±8.7
IDL TG-CLAMP (mg/dl)	28.9±4.3	27.7±10.7	46.4±11.4
IDL PL-SAL (mg/dl)	6.2±2.7	8.3±3.1	6.21±2.5
IDL PL-CLAMP (mg/dl)	5.1±2.4	7.2±2.6	5.16±1.4
IDL PT-SAL (mg/dl)	14.4±3.7	11.3±4.2	10.5±2.7
IDL PT-CLAMP (mg/dl)	10.8±2.3	10.9±3.2	9.2.±1.8
IDL-SAL (mg/dl)	63.3±18.2	73±8.5	71.3±14
IDL-CLAMP (mg/dl)	54.2±22.3	59±11.4	78.2±12
LDL apoB-SAL (mg/l)	919±120	726±91	1020±100
LDL apoB-CLAMP (mg/l)	848±116	952±93	1073±115
LDL CT-SAL (mg/dl)	145.1±21.5	124.2±15.3	152.4±15.4
LDL CT-CLAMP (mg/dl)	133.3±18.5	141.6±13.3	135.9±11.2
LDL TG-SAL (mg/dl)	43.8±7.8	49.9±10.1	39.4±3.5
LDL TG-CLAMP (mg/dl)	33.3±5.2[b]	49.1±11.4	56.1±6.1[a]
LDL PL-SAL (mg/dl)	38.2±4.1	33.8±4.1	41.4±3.1
LDL PL-CLAMP (mg/dl)	34.1±4.5	37.2±3.1	39.2±2.9
LDL PT-SAL (mg/dl)	86.9±10.2	82.7±7.6	90.5±8.0
LDL PT-CLAMP (mg/dl)	78.5±10.6	92.7±5.8	85.6±4.6
LDL-SAL (mg/dl)	274±32	259±35	292±27
LDL-CLAMP (mg/dl)	236±38	285±25	277±16

Les résultats sont exprimés sous forme de moyenne ± SEM prenant en compte les 12 heures de l'étude cinetique.

Les valeurs ont été comparées entre la condition saline (SAL) et la condition clamp hyperinsulinémique (CLAMP) ([a] $p<0.05$)

Les valeurs ont été comparées entre les différentes conditions du clamp hyperinsulinique : INS, INS+GLY et INS+IH ([b] $p<0.05$)

Abréviations : CT : cholestérol total; PL :phospholipides; PT :protéines totales; TG :triglycérides.

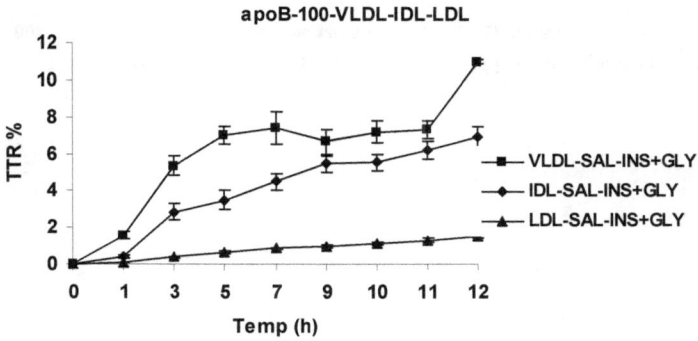

apoB-100-VLDL-IDL-LDL

Figure 20 : Tracer-to-tracee (TTR) ratios moyens des VLDL-, IDL- et LDL-apoB-100 au cours des 12 heures de l'étude cinétique pour le groupe INS+GLY en condition saline SAL-INS+GLY.

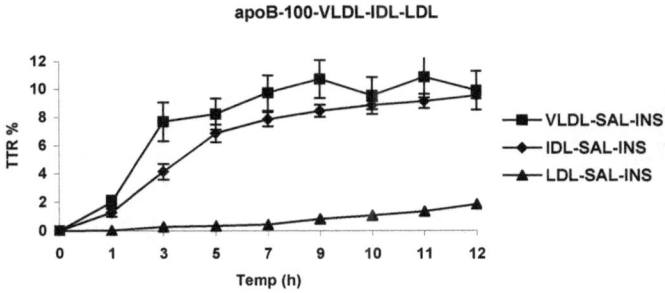

apoB-100-VLDL-IDL-LDL

Figure 21 : Tracer-to-tracee (TTR) ratios moyens des VLDL-, IDL- et LDL-apoB-100 au cours des 12 heures de l'étude cinétique pour le groupe INS en condition saline SAL-INS.

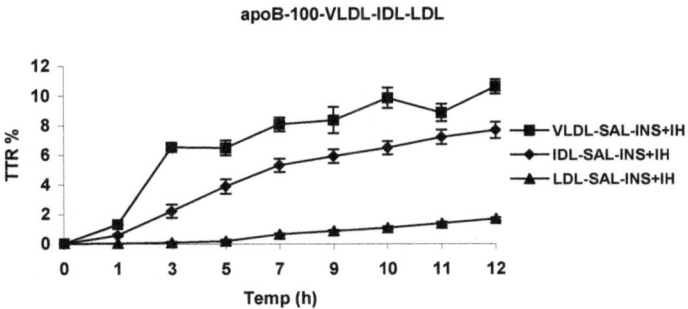

apoB-100-VLDL-IDL-LDL

Figure 22 : Tracer Tracer-to-tracee (TTR) ratios moyens des VLDL-, IDL- et LDL-apoB-100 au cours des 12 heures de l'étude cinétique pour le groupe INS+IH en condition saline SAL-INS+IH.

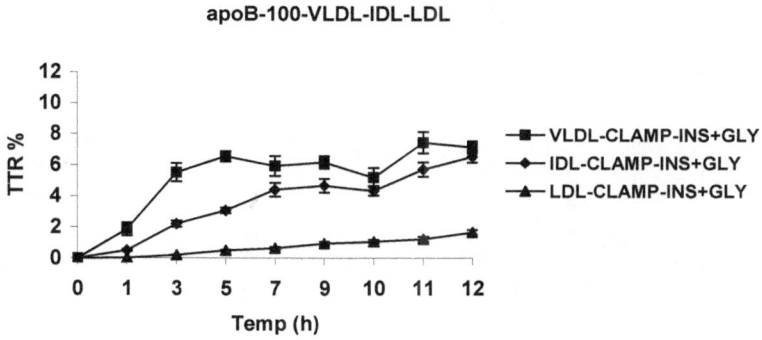

apoB-100-VLDL-IDL-LDL

Figure 23 : Tracer-to-tracee (TTR) ratios moyens des VLDL-, IDL- et LDL-apoB-100 au cours des 12 heures de l'étude cinétique pour le groupe INS+GLY en condition clamp CLAMP-INS+GLY.

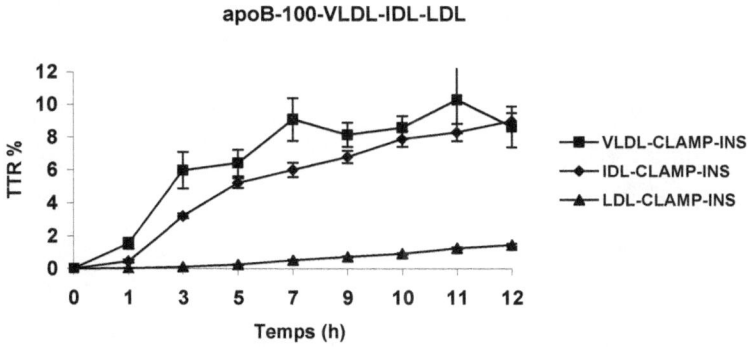

apoB-100-VLDL-IDL-LDL

Figure 24 : Tracer-to-tracee (TTR) ratios moyens des VLDL-, IDL- et LDL-apoB-100 au cours des 12 heures de l'étude cinétique pour le groupe INS en condition clamp CLAMP-INS.

apoB-100-VLDL-IDL-LDL

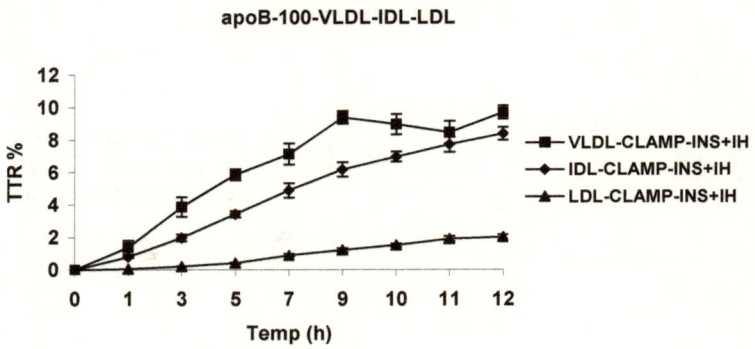

Figure 25 : Tracer-to-tracee (TTR) ratios moyens des VLDL-, IDL- et LDL-apoB-100 au cours des 12 heures de l'étude cinétique pour le groupe INS+IH en condition clamp CLAMP-INS+IH.

Effet aigu d'une insulinothérapie intensive sur le métabolisme des VLDL-, IDL-et LDL-apoB-100 (2ème étude en cours)

Rationnel :

L'apoC-III est une protéine sécrétée en particulier par le foie et, dans une moindre mesure, par l'intestin (van Dijk *et al* 2004). Cette apoprotéine rentre dans la composition des TRL et HDL (Jong *et al* 1999). L'apoC-III est présente sous 3 isoformes : l'apoC-III0, l'apoC-III1 et l'apoC-III2, selon le nombre de molécules d'acide sialique (0 à 2) présentes dans la partie oligosaccharidique de la protéine (Ito *et al* 1989). Ces isoformes représentent respectivement environ 10, 55 et 35 % de la totalité de l'apoC-III circulante (Mauger *et al* 2006). Les molécules d'apoC-II et C-III sont échangeables entre les TRL et HDL.

Parmi les modulateurs de l'expression de l'apoC-III, l'hyperglycémie stimule son expression, mais l'insuline et les AGL provoquent son inhibition (Ginsberg and Brown 2011).

Le niveau d'apoC-III plasmatique a été identifié comme un déterminant majeur du taux plasmatique des TG avec une association positive. Les mécanismes proposés comprennent l'inhibition de l'activité de la LPL et de la LH, ainsi qu'une action sur la diminution d'expression des LDL-R et LRP (Ginsberg and Brown). Une étude cinétique récente montre que la production des TRL-apoC-III est stimulée par la perfusion d'intralipide et d'héparine chez le sujet sain (Pavlic *et al* 2008).

D'autres actions de l'apoC-III ont été décrites : une altération de la signalisation insulinique par activation de la protéine kinase C (PKC) qui peut diminuer la phosphorylation d'IRS-1; une stimulation de l'expression des protéines d'adhésion des monocytes (Kawakami and Yoshida 2009).

L'apoA-I est la protéine principale des HDL. L'évaluation des taux de production et catabolique de l'apoA-I sont déterminants dans la concentration plasmatique des HDL. Chez le sujet diabétique de type 2, la diminution plasmatique des HDL est associée à une augmentation du catabolisme de l'apoA-I (Frenais *et al* 1997, Golay *et al* 1987). Le FCR de l'apoA-I est corrélé positivement au taux de TG plasmatiques, à l'activité de la CETP et de la LH (Rashid *et al* 2003). Dans plusieurs modèles animaux, l'enrichissement des HDL en TG favorise le catabolisme des HDL-apoA-I par activation de la LH. Chez le sujet sain, l'enrichissement des HDL en TG par la perfusion d'intralipide et d'héparine augmente le catabolisme des HDL-apoA-I (Lamarche *et al* 1999).

Une étude chez le sujet diabétique de type 2, à jeun, montre qu'une insulinothérapie sous-cutanée de courte durée (4 semaines), augmente la fraction des HDL2 et diminue la fraction des HDL3 plasmatiques (Taskinen *et al* 1988). Une autre étude chez le sujet diabétique de type 2, lors d'un clamp hyperinsulinique, en état postprandial, n'a pas montré de différence signficative dans la fraction HDL (Annuzzi *et al* 2004).

L'étude de l'effet aigu de l'insuline sur le métabolisme des TRL-apoC-III et HDL-apoC-III et HDL-apoA-I par méthode cinétique n'a jamais été réalisée à ce jour.

Méthodes :

Calcul de la masse des lipoprotéines :

Après isolement des fractions TRL et HDL, nous avons mesurés leur contenu en cholestérol, TG, PL et protéines totales par une méthode colorimétrique, ainsi que la concentration de l'apo-B100, l'apoA-I, l'apoA-II, l'apoC-II, et l'apoC-III dans chacune de ces fractions par méthode immunoturbidimétrique (Dade Behring, Newark, DE).

La masse totale de la lipoprotéine exprimée en mg/dl est obtenue par la somme du cholestérol, TG, PL et protéines dans la fraction. Le cholestérol estérifié n'étant pas inclus dans cette mesure, les valeurs obtenues sont 5 % à 10 % plus basses que les valeurs réelles (Taskinen *et al* 1988).

Gel de polyacrylamide-urée avec focalisation isoélectrique :

Après isolement de la fraction HDL, une étape de dialyse est réalisée dans une solution tampon composée de 1 mmol de bicarbonate d'ammonium (pH 8,2), 0.01% d'Ethylène diamine tétraacétique (EDTA) et 0,013% d'azide de sodium, pendant 48 heures. à 4°C. Puis, on ajoute 6 mg de cystéamine/mg de protéine d'HDL que l'on incube pendant 4heures à 37°C. Puis, on réalise la délipidation de 700 µg de protéines d'HDL et de 750 µg de protéines des TRL en utilisant une solution de diethyléther/méthanol 1:1. Une fois délipidé, il est ajouté à l'échantillon d'HDL ou de TRL une solution tampon (Tris 0,01 M, Urée 8 M à pH 8,2 contenant 1 mg de 1.4-Dithiothreitol (DTT) par échantillon) toute la nuit. Puis, les protéines sont séparées sur des gels de polyacrylamide-urée lors d'une migration de type focusing isoélectrique sur 16 heures à 250V à 4°C. Les gels sont ensuite colorés pendant 24h dans du bleu de Coomassie G250 à 0,04 % puis sont décolorés avec de l'acide acétique à 10 % pendant 24 heures. On observe dans la région inférieure des gels d'HDL et de TRL les bandes d'apoCIII avec les isoformes CIII-0, CIII-1, CIII-2 et dans la partie supérieure des gels d'HDL l'apoA-I (Figures 26 et Figure 27).

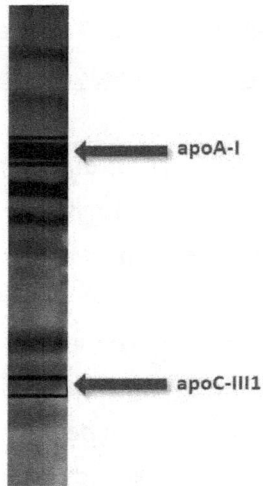

Figure 26 : Gel de polyacrylamide-urée dans la fraction HDL.

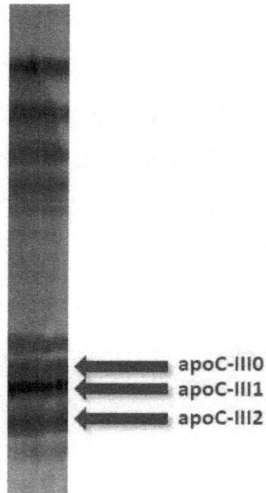

Figure 27 : Gel de polyacrylamide-urée dans la fraction TRL.

Modélisation de l'apoC-III :

Nous avons choisi pour cette modélisation, le modèle mathématique à 2 compartiments bidirectionnels décrit dans la Figure 29 (Batal *et al* 2000). Chez les sujets diabétiques de type 2, la majeure partie de l'apoC-III est présente dans les TRL et HDL. Nous n'avons pas pris en compte la quantité d'apoC-III présente dans les fractions IDL et LDL qui représente de 6 et 9% de la masse totale de l'apoC-III (Batal *et al* 2000). Le 1er compartiment représente le pool d'acides aminés perfusés (D3-leucine) ; le 2ème compartiment est celui de l'assemblage et de la sécrétion de l'apoC-III (delay). Les flèches de sortie du compartiment delay (2) vers les TRL et HDL (input) représentent l'apoC-III dans les TRL et dans les HDL. La flèche qui sort du compartiment des TRL (k (0, 3)) est le FCR direct des TRL-apoCIII. La flèche qui sort du compartiment des TRL vers les HDL (k (4, 3)) représente le FCR indirect des TRL-apoC-III. Le FCR total des TRL-apoC-III est la somme des FCR de k (0, 3) et k (4, 3). La flèche qui sort du compartiment des HDL (k (0, 4)) est le FCR direct des HDL-apoC-III. La flèche qui sort du compartiment des HDL vers les TRL (k (3, 4)) représente le FCR indirect des HDL-apoC-III. Le FCR total des HDL-apoCIII est la somme des FCR de k (0, 4) et k (3, 4).

Le taux de production ou PR de chaque fraction a été calculé par le produit de leur FCR total et leur pool size de l'apoC-III ajusté au volume plasmatique corporel.

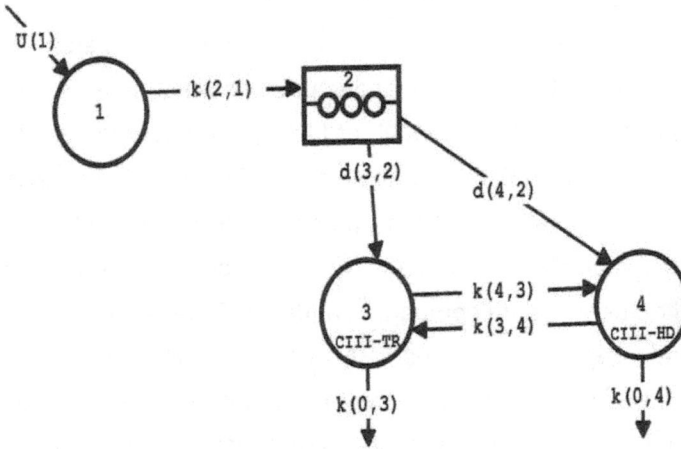

Figure 28 : Modélisation de l'apoC-III dans la fraction TRL et HDL.

Modélisation de l'apoA-I :

Pour l'apoA-I on utilise le même modèle que pour l'apoB-48, un modèle à 3 compartiments. Le 1er compartiment représente le pool d'acides aminés perfusés (D3-leucine) ; le 2ème compartiment est celui de l'assemblage et de la sécrétion de l'apoA-I ; le 3ème compartiment est celui de la sécrétion plasmatique de l'apoA-I. Le FCR de l'apoA-I correspond au K (0, 3). Le taux de production ou PR de l'apoA-I a été calculé comme le produit de son FCR total et du pool size de l'apoA-I dans la lipoprotéine ajusté au volume corporel.

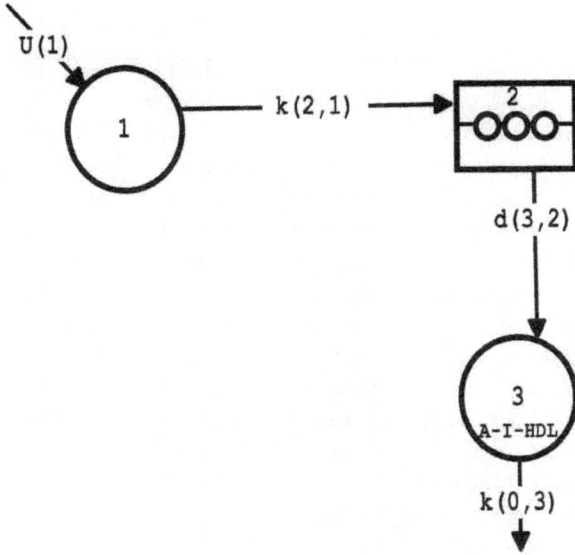

Figure 29 : Modélisation de l'apoA-I dans la fraction HDL.

Tableau 4 : Concentration et composition biochimique dans la fraction HDL dans les 3 groupes de patients diabétiques de type 2.

Paramètres	INS+GLY (n=6)	INS (n=6)	INS+IH (n=6)
HDL apoA-I-SAL (m/l)	1428±139	1785.3±128	1840±148
HDL apoA-I-CLAMP (m/l)	1816±117	1661.3±150	1852±179
HDL apoA-II-SAL (m/l)	474±53	547.6±46	508±43.9
HDL apoA-II-CLAMP (m/l)	522±78	510.9±54	504±48.3
HDL CT-SAL (mg/dl)	61.8±6.58	74.1±5.81	68.7±9.3
HDL CT-CLAMP (mg/dl)	74.2±8.48	79.4±7.3	76.8±8.5
HDL TG-SAL (mg/dl)	19.2±1.75	27.1±4.3	26.3±3.5
HDL TG-CLAMP (mg/dl)	20.1±3.50[b]	21.0±4.38[b]	41.2±5.26[a]
HDL PL-SAL (mg/dl)	37.4±3.2	46.2±5.2	48.6±3.1
HDL PL-CLAMP (mg/dl)	44.1±2.9	45.3±4.1	52.7±5.2
HDL apoC-II-SAL (mg/l)	16.90±2.60	19.31±7.80	30.5±4.45
HDL apoC-II-CLAMP (mg/l)	21.80±3.90	17.65±7.20	35.5±8.84
HDL apoC-III-SAL (mg/l)	52.40±11.50	58.72±21.0	54±11.4
HDL apoC-III-CLAMP (mg/l)	59.40±9.20	45.74±18.0[b]	116±11.8[a]
HDL PT-SAL (mg/dl)	270.0±26.0	351.9±35.7	306.8±27.2
HDL PT-CLAMP (mg/dl)	330.0±39.0	313.5±35.0	293.7±24.0
HDL-SAL (mg/dl)	343.0±39.0	386.0±39.0	316.0±75.0
HDL-CLAMP (mg/dl)	436.0±55.0	484.0±19.0	284.0±81.0

Les résultats sont exprimés sous forme de moyenne ± SEM prenant en compte les 12 heures de l'étude cinétique.

Les valeurs ont été comparées entre la condition saline (SAL) et la condition clamp hyperinsulinémique (CLAMP) ([a] $p<0.05$)

Les valeurs ont été comparées entre les différentes conditions du clamp hyperinsulinique : INS, INS+GLY et INS+IH ([b] $p<0.05$)

CT : cholestérol total; PL : phospholipides ; TP : protéines totales ; TG : triglycérides.

Tableau 5 : Concentration et composition biochimique dans la fraction TRL dans les 3 groupes de patients diabétiques de type 2.

Parameters	INS+GLY (n=6)	INS (n=6)	INS+IH (n=6)
TRL apoB-SAL mg/L	113.4±9.2	148.7±19.7	158.6±15.1
TRL apoB-CLAMP mg/L	87.4±5.8[a]	114.9±17.1	135.6±19.1
TRL CT-SAL (mg/dl)	23.6±6.2	27.1±9.1	34.7±5.1
TRL CT-CLAMP (mg/dl)	21.5±8.2	23.6±11.1	30.8±6.2
TRL TG-SAL (mg/dl)	245.6±3.5	333.3±5.26	280.7±7.8
TRL TG-CLAMP (mg/dl)	166±2.6[a]	327.1±6.14	298.2±6.1
TRL-apoC-II-SAL (mg/L)	57.4±11	62.6±8	54.3±9
TRL-apoC-II-CLAMP (mg/L)	42.8±9[a]	76.1±12	43.1±7
TRL-apoC-III -SAL (mg/L)	110.8±20	112±22	101.7±21
TRL-apoC-III-CLAMP (mg/L)	75.2±14[a]	121±18	89.7±14
TRL PL-SAL (mg/dl)	21.6±3.3	30.8±6.7	29.4±5.1
TRL PL-CLAMP (mg/dl)	16.5±2.1[a]	29.4±8.1	27.8±8.32
TRL PT-SAL (mg/dl)	28.7±4.8	38.5±3.4	48.3±9.8
TRL PT-CLAMP (mg/dl)	34.0±7.7	39.1±4.0	51.6±6.1
TRL-SAL (mg/dl)	295.5±52.4	392.9±27.5	321.4±69.4
TRL-CLAMP (mg/dl)	241.5±31.8	371.9±42.2	245.8±16.0

Les résultats sont exprimés sous forme de moyenne ± SEM prenant en compte les 12 heures de l'étude cinétique.

Les valeurs ont été comparées entre la condition saline (SAL) et la condition clamp hyperinsulinémique (CLAMP) ([a] $p<0.05$)

Les valeurs ont été comparées entre les différentes conditions du clamp hyperinsulinique : INS, INS+GLY et INS+IH ([b] $p<0.05$)

CT : cholestérol total ; PL : phospholipides ; TP : protéines totales ; TG : triglycérides.

DISCUSSION ET CONCLUSION

Physiologiquement, il existe une complémentarité fonctionnelle entre l'intestin et le foie. La fonction principale de l'intestin est la digestion, l'absorption, l'assemblage et la sécrétion dans la circulation des TG, cholestérol et PL provenant de l'alimentation au sein des CM, avec une énorme capacité pour répondre rapidement et efficacement aux grandes quantités de nourriture et notamment de lipides ingérés. Cependant, l'intestin n'a pas une grande capacité de stockage lipidique et de lipolyse. Le foie est un organe clé dans le stockage des lipides, par ses capacités de captation de nombreuses lipoprotéines et leurs remnants circulants, de synthèse des TG à partir des AG captés et de lipogenèse *de novo* à partir des nombreux substrats captés. A partir de ces stocks de lipides, il participe via l'assemblage des VLDL au maintien de l'homéostasie lipidique pendant la transition entre l'état postprandial et l'état à jeun. Malgré ces différences physiologiques, il existe certaines similitudes fonctionnelles entre le foie et l'intestin. Ces 2 organes participent à l'assemblage et la sécrétion des TRL en vue de l'utilisation des lipides par de nombreux tissus de l'organisme de façon prédominante par l'intestin en condition postprandiale précoce et par le foie en conditions postabsorptive et à jeun. Les VLDL et les CM sont constitués de plusieurs apolipoprotéines échangeables, mais leur apolipoprotéine principale l'apoB (apoB-100 pour le foie et apoB-48 pour l'intestin) qui joue un rôle majeur dans leurs structures et dans les interactions ligand-récepteur est une apolipoprotéine non-échangeable. Comme il n'y a qu'une apoB par particule de TRL, la mesure de la quantité de l'apoB est indicative du nombre de lipoparticules. Après être sécrétées, les TRL interagissent avec d'autres lipoprotéiques, ce qui permet l'enrichissement en apoC-II, qui active l'hydrolyse des TRL-TG par la LPL et en apoC-III qui l'inhibe. Les apolipoprotéines échangeables pourraient aussi jouer un rôle dans l'assemblage intra-cellulaire des VLDL et des CM. Dans le foie, l'apoC-III est impliquée dans la 2ème étape de l'assemblage par le recrutement de la plupart des TG vers l'apoB naissante (lipidation) afin de promouvoir la sécrétion de VLDL plus larges (Sundaram *et al* 2010). Dans l'intestin, l'apoA-IV, également échangeable, participe à la 1ère étape de la synthèse des CM en enrichissant leur contenu en TG par un mécanisme dépendant de l'activité de la MTP (Lu *et al* 2006). Les mécanismes de transport et de lipidation intra-cellulaire des TRL intestinales et hépatiques mettent en jeu des protéines. Dans l'intestin, certaines protéines (comme COPII, I-FABT et VAMP7) participent à la formation de la vésicule de transport du pré-chylomicron (PCTV) et à la lipidation des CM dans la vésicule (Siddiqi *et al* 2010). Dans le foie, le transfert des VLDL naissantes du RE vers l'appareil de golgi se fait au sein de vésicules de transport. La fusion de ces vésicules de transport au Golgi nécessite l'intervention de la phospholipase D1 et ARF-1 (Gibbons *et al* 2004). Le complexe protéique N-éthylmaleimide-sensitive factor attachment protein receptor (SNARE) est nécessaire à la fusion des gouttelettes en vue d'augmenter la lipidation des VLDL (Bostrom *et al* 2010). La dégradation de l'apoB au niveau du foie met en jeu 2 voies complémentaires : la voie protéosomale ou non protéosomale (Brodsky and Fisher 2008). Au niveau de l'intestin, les mécanismes sont mal connus mais la dégradation de l'apoB semble beaucoup plus dépendante, compte-tenu des moindres capacités de stockage en lipides, de l'apport alimentaire en substrats et au stockage apical des gouttelettes lipidiques (Morel *et al* 2004). Sur le plan de la régulation de leur production, les CM et les VLDL partagent plusieurs facteurs parmi lesquels : le taux plasmatique d'insuline, le taux plasmatique de glucose et le taux plasmatique des AGL. La réponse du métabolisme des TRL à ces 3 facteurs diffère selon les conditions : sujets sains *vs* sujets insulinorésistants, chronique *vs* aigu, à jeun *vs* postprandial. Chez le sujet sain, l'insuline inhibe en aigu la production des TRL-apoB-48 intestinales et des TRL-apoB-100 hépatiques (Lewis et al 1995, Pavlic *et al* 2010). Cette action est partiellement dépendante de l'action de l'insuline sur la baisse des AGL circulants. Au niveau hépatique, cette action inhibitrice de l'insuline sur la production TRL-apoB-100 est absente chez le sujet obèse insulinorésistant et chez le sujet diabétique de type 2 (Lewis *et al* 1993, Malmstrom *et al* 1997). D'autre part, l'augmentation aigüe des AGL plasmatiques stimule la synthèse des TRL-apoB-48 intestinales et des TRL-apoB-100 hépatiques chez le sujet sain (Duez *et al* 2008b) et chez l'animal insulinosensible mais cet effet est absent chez l'animal insulinorésistant (Lewis *et al* 2004). L'apport aigu de glucose, au niveau hépatique, diminue la synthèse des VLDL-TG chez le sujet sain et chez le sujet obèse (Mittendorfer *et al* 2003) et au niveau intestinal diminue l'AUC des TG plasmatiques chez le sujet sain (Cohen and Berger 1990). Chez le sujet diabétique la réalisation d'un clamp hyperglycémique réduit la sécrétion des VLDL2 (Malmstrom *et al* 1997).

Physiopathologiquement, l'intestin et le foie jouent des rôles importants, via l'accumulation plasmatique des TRL, dans les mécanismes de la dyslipidémie athérogène des états d'insulinorésistance dont le diabète de type 2. Cette accumulation plasmatique explique largement le profil lipidique caractéristique du sujet diabétique de type 2 : hypertriglycéridémie, baisse du HDL-cholestérol, augmentation des LDL petites et denses et hyperlipidémie postprandiale. Les TRL jouent un rôle clé en modifiant la composition (enrichissement en TG) des LDL et HDL, influençant ainsi leur voie catabolique (Taskinen 2002).

Pour mieux comprendre l'action de l'insuline sur la production des CM dans l'insulinorésistance, nous avons réalisé une étude chez des sujets diabétiques de type 2 appariés en 3 groupes. Les 3 groupes ont reçu le même taux de perfusion d'insuline 80 mUI/m²/min selon 3 conditions différentes :

* un groupe euglycémique qui permet d'évaluer l'effet global de l'insuline.

* un groupe hyperglycémique qui permet d'évaluer l'effet aigu d'une hyperglycémie et par comparaison avec le groupe euglycémique l'action indirecte de l'insuline (baisse de la glycémie) sur le métabolisme des TRL.

     * Un groupe euglycémique associé à une perfusion d'intralipide et d'héparine qui permet d'évaluer l'effet aigu d'une augmentation des AGL et par comparaison avec le groupe euglycémique l'action indirecte de l'insuline (baisse des AGL) sur le métabolisme des TRL.

     Pour le groupe hyperinsulinique-euglycémique (INS), nous ne trouvons pas d'effet de l'insuline sur la concentration et sur la composition des lipoprotéines plasmatique étudiées : TRL (CM et VLDL), IDL, LDL et HDL. Nos résultats vont dans le sens d'une étude postprandiale chez le sujet diabétique de type 2 *vs* un groupe de sujets sains, qui a montré lors d'un clamp hyperinsulinique-euglycémique de 8 heures, une augmentation significative des TG, cholestérol et apoB-48 dans la fraction VLDL1 chez le sujet diabétique et aucune modification de la concentration et de la composition des autres fraction lipidiques : CM, VLDL2, IDL, LDL et HDL (Annuzzi *et al* 2004).

     La compréhension du ou des mécanismes responsables de l'absence d'effet inhibiteur de l'insuline sur la production des TRL-apoB-48, chez le sujet diabétique de type 2 reste encore à élucider, car très peu d'études se sont intéressées à l'action aigüe de l'insuline sur l'entérocyte. Les similitudes fonctionnelles avec le foie peuvent nous orienter vers différentes voies mécanistiques. Au niveau hépatique, l'insuline régule négativement la transcription de la MTP réduisant l'assemblage des VLDL. D'autre part, l'insuline favorise la dégradation post-traductionnelle de l'apoB par la voie protéosomale (Sparks and Sparks 2008). De plus, la dégradation de l'apoB via l'autophagie peut aussi être augmentée par l'insuline, impliquant probablement le transfert d'apoB vers les phagolysosomes pour sa dégradation (Brodsky and Fisher 2008). Enfin, l'insuline inhibe le facteur de transcription FoxO1 (par phosphorylation et exclusion nucléaire), réduisant ainsi l'activation transcriptionnelle de gènes cibles de FoxO1 comme ceux de la MTP et de l'apoC-III (Kamagate *et al* 2008). L'insulinorésistance hépatique, par la diminution de phosphorylation d'Akt maintient l'activation de FoxO1 dans le noyau, activant la transcription de la MTP et de l'apoC-III, facilitant l'assemblage des VLDL et diminuant leur catabolisme pré-sécrétoire. Le défaut de signalisation d'insuline peut aussi activer FoxA2 et PGC-1ß qui sont des activateurs transcriptionnels du gène de la MTP (Sparks and Sparks 2008) mais aussi l'activation du récepteur X hépatique qui favorise la lipogenèse *de novo* augmentant la production des VLDL (Grefhorst and Parks 2009). L'insulinorésistance intestinale caractérisée par une déphosphorylation d'IRS-1 et d'Akt par stimulation de la PTP1B est responsable d'une augmentation de la MTP et d'une augmentation de SREBP1c stimulant la lipogenèse *de novo* (Adiels *et al* 2008). Ces défauts de signalisation insulinique sont associés à une augmentation de l'expression de certains transporteurs membranaires comme FAT/CD36 ou cytosoliques comme L-FABP, ce qui favorise l'absorption intestinale des lipides et l'augmentation de lipidation des CM lors de leur assemblage. L'augmentation associée des vésicules de transport des CM (PCTV) favorise le transport puis la sécrétion des CM (Adeli and Lewis 2008).

Dans notre étude, l'absence d'effet global d'une insulinothérapie aigüe sur la production des CM peut traduire un état d'insulinorésistance entérocytaire dans notre population d'étude. Nous n'avons pas mesuré le rapport M/I, comme paramètre d'insulinosensibilité, car les clamps étant réaliser en condition postprandiale, cela invalide cette méthode de mesure (Trout *et al* 2007).

Nous résultats sont aussi en accord avec Bioletto *et al* qui ont réalisé une étude utilisant des clamps hyperinsulinique-euglycémiques comparant 3 populations de sujets : sains, obèses non diabétiques et obèses diabétiques en analysant les sous-fractions de VLDL et de LDL. L'insuline a réduit de 68% la concentration des VLDL1 dans le groupe des sujets sains et 38% dans le groupe des sujets obèses non diabétiques sans aucun effet dans le groupe des sujets obèses diabétiques. L'analyse en sous-groupes chez les sujets obèses diabétiques ou non, en fonction de leur degrè d'insulinosensibilité, montre une diminution de la concentration des VLDL1 sans modification des LDL petites et denses chez les sujets obèses insulinosensibles et ,au contraire, une augmentation des taux de LDL petites et denses sans changement des VLDL1 chez les sujets obèses insulinorésistants (Bioletto *et al* 2000).

Il existe une association entre l'insulinosensibilité et la production de certaines adipocytokines produites principalement par le tissu adipeux par leur participation au métabolisme oxydatif des substrats énergétiques dans les tissus cibles de l'insuline comme le muscle et le foie.

Le groupe hyperinsulinique-euglycémique plus intralipide et héparine (INS+IH), a permis d'évaluer l'effet aigu d'une augmentation des AGL et l'effet indirect de l'insulinothérapie sur ce paramètre. Nous retrouvons une tendance non significative à une augmentation de la production des CM. Il a été montré que l'augmentation aigue des AGL plasmatiques stimule la production des TRL-apoB-48 et TRL-apoB-100, dans des modèles de hamster insulinosensibles et chez l'homme sain, mais que cet effet est absent chez le hamster insulinorésistant (Duez *et al* 2008a, Lewis *et al* 1995, Lewis *et al* 2004).

Plusieurs mécanismes peuvent être impliqués dans l'effet de stimulation des AGL sur la production des TRL. Les AGL peuvent stimuler l'assemblage et la sécrétion des TRL en augmentant la quantité de substrats (synthèse intracellulaire des TG à partir des AGL), D'autre part, les AGL peuvent stimuler l'assemblage de la lipoprotein et la sécrétion par la stabilisation de l'apoB et par la réduction de sa dégradation. In vitro, l'ajout d'oléate à des cultures d'entérocytes augmente l'assemblage intracellulaire et la sécrétion des particules d'apoB-48 (Guo *et al* 2005). Chez le hamster insulinosensible, la perfusion d'intralipide augmente la stabilité de l'apoB-48 intracellulaire et diminue sa dégradation (Lewis *et al* 2004).

Les effets des AGL sur la production des TRL, peut être spécifique selon le tissu, selon le type, la quantité et de la durée d'administration des

AGL. In vivo, chez la souris, la perfusion d'acide oléique pendant 6 heures stimule la sécrétion d'apoB (Zhang *et al* 2004). *In vitro*, l'ajout d'acide oléique ou d'intralipide à des doses différentes ou à des doses fixes sur des durées différentes à des cultures de cellules hépatiques (McARH7777) provoque une stimulation de la sécrétion d'apoB dans le milieu extra-cellulaire. Cependant, l'exposition prolongée (16 heures) à de fortes concentrations d'acide oléique (1,2 mM) ou d'intralipide (1000 mg/dl), réduit la sécrétion d'apoB-100 sans modification de la sécrétion d'apoB-48 ou d'apoA-I. Cette réduction serait due à une augmentation de la dégradation protéasomale et autophagique de l'apoB-100 secondaire à une accentuation du stress du RE (documenté par l'augmentation de glucose-regulated/binding immunoglobulin protéine-78 : GRP78). Ce mécanisme en réduisant la sécrétion d'apoB-100 serait un facteur responsable de la stéatose hépatique (Ota *et al* 2008).

En ce qui concerne le type des AG, la perfusion d'AG polyinsaturés (n-3) chez la souris diminue la sécrétion apoB, probablement par un mécanisme d'autophagie (Pan *et al* 2004). Chez le sujet diabétique de type 2, la supplémentation par 1080 mg d'acide eicosapentaénoique (Schultz et al) (Schultz et al) et 720 mg d'acide ocosahexaénoique (DHA) pendant 8 semaines diminue la sécrétion des VLDL1 (Ouguerram *et al* 2004).

Dans notre étude, l'élévation aigüe des AGL induite par la perfusion d'intralipide et d'héparine ne modifie ni la concentration ni la composition des TRL (CM et VLDL) et IDL. Par contre, on constate un enrichissement en TG des fractions LDL et HDL, avec une augmentation parallèle de la concentration d'apoC-III dans les HDL. Cet enrichissement des LDL en TG explique l'augmentation du nombre de LDL petites et denses dans la dyslipidémie du sujet diabétique de type 2. En effet, la taille des particules de LDL est dépendante du contenu en TG. Les LDL enrichies sont des substrats privilégiés de la la LH qui hydrolyse leur contenu en TG aboutissant à des LDL plus petites et plus denses (Breedveld et al 1997). Les TG enrichissant les LDL proviennent majoritairement du tranfert des TG des TRL via la CETP.

Cet échange est favorisé par une augmentation des TRL et/ou de leur temps de résidence sanguine. Le temps de résidence est l'inverse du taux de catabolisme de la particule. Les apoprotéines échangeables comme l'apoC-III peuvent moduler négativement le catabolisme des TRL. L'apoC-IIII existe sous 2 isoformes prédominants dans le plasma que sont l'apoC-III1 et l'apoC-III2. L'apoC-III2 a une plus grande affinité que l'apoC-III1 pour les TRL ainsi qu'un rôle inhibiteur plus marqué sur la LPL prolongeant le temps de résidence des TRL conduisant à une augmentation des échanges de TG avec les LDL et HDL (Mauger et al 2006). L'apoC-III peut influencer plus directement le catabolisme des HDL. In vitro, l'apoC-III peut agir comme ligand de SR-BI et stimuler la captation des HDL au niveau hépatique (Sacks et al 2011, Xu et al 1997). Chez l'homme, plusieurs études ont montré une corrélation inverse entre la concentration de l'apoC-III et le catabolisme de l'apoA-I dans la fraction HDL (Cohn et al 2003, Le et al 1988). Plusieurs études cinétiques utilisant des radio-isotopes chez des sujets normaux et dyslipidémiques ont permis de comprendre que des échanges entre les pools d'apoC-III des fractions TRL et HDL existaient et qu'il y avait un état d'équilibre entre ces pools car toutes les apoC-III étaient échangeables (Huff et al 1981, Malmendier et al 1988). Cependant, d'autres études ont suggéré que les échanges d'apoC-III n'étaient pas équilibrés car il existait des pools d'apoC-III non échangeables entre les TRL et HDL (Bukberg et al 1985). Des études d'isotope stables plus récentes ont montré qu'il existait 2 types de pools d'apoC-III : un pool échangeable et un non échangeable. Actuellement, on considère que le pool échangeable d'apoC-III joue un rôle plus important que le non échangeable sur le métabolisme des lipoprotéines (Sacks et al 2011). Le fait que nous retrouvons dans notre étude pour le groupe INS+IH une augmentation significative de l'apoC-III dans la fraction HDL pourrait modifier le métabolisme de ces particules. L'étude cinétique en cours sur les TRL et HDL apoC-III et HDL-apoA-1 pourrait nous apporter une réponse à cette hypothèse.

Le groupe hyperinsulinique-hyperglycémique (INS+GLY), a permis d'évaluer l'effet aigu d'une augmentation de la glycémie et l'effet indirect de l'insulinothérapie sur ce paramètre. Nous avons trouvé dans ce groupe une réduction significative des TRL-TG, TRL-apoB-48, TRL-apoB-100, TRL-PL, TRL-apoC-III et TRL-apoC-II, sans modification de la concentration ni de la composition des fractions IDL, LDL et HDL. Il a été retouvé associé à cet état d'hyperglycémie, une absence de suppression de la sécrétion endogène d'insuline malgrè l'hyperinsulinémie exogène. L'effet du glucose sur le métabolisme des TRL, a surtout été étudié de façon chronique par l'apport alimentaire de glucides. Cet apport alimentaire chronique en glucides s'accompagne d'une élévation des TG d'origine hépatique et intestinale, mesurés à jeun et en période post-prandiale (Parks and Hellerstein 2000). Cette hypertriglycéridémie est due à une augmentation du nombre de TRL, à leur enrichissement en TG ainsi qu'à une diminution de leur catabolisme (Parks and Hellerstein 2000). Chez la souris, une alimentation courte riche en glucides (3 jours) suffit à enrichir les VLDL en TG par augmentation de la lipogenèse *de novo* (Chong *et al* 2008).

L'effet d'une insulinothérapie sous-cutanée de 4 semaines chez des sujets diabétiques de type 2 mal équilibrés (HbA1c moyenne de11%) réduit la masse des VLDL, IDL et LDL et leur composition dont les TG et augmente la masse des HDL2, après l'obtention d'un meilleur équilibre glycémique (-3% d'HbA1c) (Taskinen *et al* 1988).

L'effet aigu d'un apport de glucose oral (50 ou 100 g) chez le sujet sain réduit la lipémie postprandiale. Cet effet serait dû, d'une part à la réduction de la vidange gastrique par un effet direct dépendant de l'osmolarité du glucose et d'autre part par l'effet de l'insuline sécrétée en réponse au glucose sur le métabolisme des TRL (Cohen and Berger 1990). L'hyperglycémie postprandiale et la sécrétion de GLP-1 sont 2 facteurs stimulants de la sécrétion d'insuline. L'effet couplé de la sécrétion d'insuline et de GLP1 postprandiale pourrait inhiber la sécrétion des TRL-hépatiques et intestinales par action directe et indirecte de l'insuline et par action du GLP-1. En effet, chez la souris la perfusion de GLP-1 diminue l'absorption intestinale des TG et la production intestinale d'apoB et d'apoA-IV (Qin *et al* 2005). Chez le hamster, le traitement par la sitagliptine (un inhibiteur de la dipeptidyl peptidase 4 DPP-4) diminue les TRL-TG, TRL-cholestérol et les TRL-apoB-48 en postprandial (Hsieh *et al* 2010). Deux études chez les sujets diabétiques de type 2 ont montre une diminution postprandiale des TG lors d'un traitement de 2 semaines par l'exénatide (un analogue du GLP-1) (Schwartz *et al* 2008) et une réduction postprandiale de l'apoB-48 lors d'un traitement de 4 semaines par la vildagliptine (un inhibiteur de la DPP-4) (Matikainen *et al* 2006).

Plusieurs études ont porté sur l'effet d'une élévation plasmatique aigüe de glucose. Chez le sujet sain, par rapport à un clamp hyperinsulinique-euglycémique, un clamp hyperinsulinique-hyperglycémique en condition postprandiale réduit les TG plasmatiques parallèlement à la réduction de la vidange gastrique et réduit les taux plasmatiques de GLP-1 (Vollmer *et al* 2009). Chez le sujet sain, il a aussi été montré qu'un clamp hyperglycémique provoque une diminution significative de la PTLP (Van Tol *et al* 1997), dont le rôle en dehors du transfert des PL entre les lipoparticules et d'un effet sur la taille des HDL, est de stimuler la sécrétion des VLDL par diminution de l'autophagie de l'apoB (Jiang *et al* 2001). Cette diminution de PLTP par le glucose pourrait diminuer la sécrétion des VLDL. Toujours chez le sujet sain, il a été montré que par rapport à un clamp hyperinsulinique-euglycémique, un clamp hyperinsulinique-hyperglycémique s'accompagne d'une augmentation du taux plasmatique d'adiponectine qui pourrait contribuer à la la diminution des TG plasmatiques (Blumer *et al* 2008).

Chez les sujets obèses, la réalisation d'un clamp hyperglycémique réduit de 55 % la sécrétion des VLDL (Mittendorfer *et al* 2003). Chez les sujets diabétiques de type 2, un clamp hyperinsulinique-hyperglycémique provoque une réduction de la sécrétion des VLDL2 (Malmstrom *et al* 1997).

Conclusion :

La mortalité cardiovasculaire chez le sujet diabétique de type 2 représente la première cause de mortalité, constituant un problème majeur de sante publique. La dyslipidémie du diabète principalement caractérisée par le quatuor : hypertriglycéridémie, baisse du HDL-cholestérol, augmentation des LDL petites et denses et hyperlipidémie postprandiale, joue un rôle déterminant dans ces processus d'athérosclérose. Ces anomalies lipidiques sont en grande partie expliquées par l'accumulation sanguine des TRL secondaire à une hyperproduction et à un défaut de clairance des TRL-hépatiques (VLDL) mais aussi intestinales (CM).

Chez l'homme et chez l'animal sain, il a été montré que la production des TRL était :1) inhibée en aigüe par l'insuline 2) stimulée en aigüe par l'augmentation des AGL 3) inhibée en aigüe, quoique plus discuté, par l'augmentation de la glycémie.

Chez l'homme et chez l'animal insulinorésistant, il a été montré : 1) une hyperproduction des TRL-hépatiques et intestinales en lien avec des défauts de signalisation insulinique, et que la production des TRL n'était pas : 2) inhibée en aigüe par l'insuline pour les TRL hépatiques 3) stimulée en aigüe par les AGL, mais était : 4) inhibée en aigüe, quoique plus discuté, par l'augmentation de la glycémie.

Nous confirmons par notre étude les résultats issus de modèles animaux d'insulinorésistance ainsi que les similitudes fonctionnelles entre le foie et l'intestin en montrant l'absence d'effet inhibiteur aigu de l'insuline sur la production des TRL intestinales chez le sujet diabétique de type 2. Cette absence d'effet pourrait être en partie due à l'absence de suppression des AGL par l'insuline.

La résistance intestinale et hépatique à l'action inhibitrice aigüe de l'insuline sur la production des TRL pourrait contribuer à la forte prévalence de la dyslipidémie athérogène du diabète de type 2 et potentiellement aux phénomènes d'athérosclérose.

REFERENCES BIBLIOGRAPHIQUES

Adeli K, Lewis GF (2008). Intestinal lipoprotein overproduction in insulin-resistant states. *Curr Opin Lipidol* **19**: 221-228.

Adiels M, Boren J, Caslake MJ, Stewart P, Soro A, Westerbacka J *et al* (2005a). Overproduction of VLDL1 driven by hyperglycemia is a dominant feature of diabetic dyslipidemia. *Arterioscler Thromb Vasc Biol* **25**: 1697-1703.

Adiels M, Packard C, Caslake MJ, Stewart P, Soro A, Westerbacka J *et al* (2005b). A new combined multicompartmental model for apolipoprotein B-100 and triglyceride metabolism in VLDL subfractions. *J Lipid Res* **46**: 58-67.

Adiels M, Olofsson SO, Taskinen MR, Boren J (2006). Diabetic dyslipidaemia. *Curr Opin Lipidol* **17**: 238-246.

Adiels M, Westerbacka J, Soro-Paavonen A, Hakkinen AM, Vehkavaara S, Caslake MJ *et al* (2007). Acute suppression of VLDL1 secretion rate by insulin is associated with hepatic fat content and insulin resistance. *Diabetologia* **50**: 2356-2365.

Adiels M, Olofsson SO, Taskinen MR, Boren J (2008). Overproduction of very low-density lipoproteins is the hallmark of the dyslipidemia in the metabolic syndrome. *Arterioscler Thromb Vasc Biol* **28**: 1225-1236.

Alipour A, Elte JW, van Zaanen HC, Rietveld AP, Castro Cabezas M (2008). Novel aspects of postprandial lipemia in relation to atherosclerosis. *Atheroscler Suppl* **9**: 39-44.

Allister EM, James AP, Watts GF, Barrett PH, Mamo JC (2006). Effect of an acute hyperinsulinaemic clamp on post-prandial lipaemia in subjects with insulin resistance. *Eur J Clin Invest* **36**: 489-496.

Annuzzi G, De Natale C, Iovine C, Patti L, Di Marino L, Coppola S *et al* (2004). Insulin resistance is independently associated with postprandial alterations of triglyceride-rich lipoproteins in type 2 diabetes mellitus. *Arterioscler Thromb Vasc Biol* **24**: 2397-2402.

Applebaum-Bowden D (1995). Lipases and lecithin: cholesterol acyltransferase in the control of lipoprotein metabolism. *Curr Opin Lipidol* **6**: 130-135.

Arii K, Suehiro T, Yamamoto M, Ito H, Hashimoto K (1997). Suppression of plasma cholesteryl ester transfer protein activity in acute hyperinsulinemia and effect of plasma nonesterified fatty acid. *Metabolism* **46**: 1166-1170.

Asp L, Claesson C, Boren J, Olofsson SO (2000). ADP-ribosylation factor 1 and its activation of phospholipase D are important for the assembly of very low density lipoproteins. *J Biol Chem* **275**: 26285-26292.

Asztalos BF, Schaefer EJ, Horvath KV, Yamashita S, Miller M, Franceschini G *et al* (2007). Role of LCAT in HDL remodeling: investigation of LCAT deficiency states. *J Lipid Res* **48**: 592-599.

Austin MA, King MC, Vranizan KM, Krauss RM (1990). Atherogenic lipoprotein phenotype. A proposed genetic marker for coronary heart disease risk. *Circulation* **82**: 495-506.

Avramoglu RK, Basciano H, Adeli K (2006). Lipid and lipoprotein dysregulation in insulin resistant states. *Clin Chim Acta* **368**: 1-19.

Baigent C, Blackwell L, Emberson J, Holland LE, Reith C, Bhala N *et al* (2010). Efficacy and safety of more intensive lowering of LDL cholesterol: a meta-analysis of data from 170,000 participants in 26 randomised trials. *Lancet* **376**: 1670-1681.

Barter P, Gotto AM, LaRosa JC, Maroni J, Szarek M, Grundy SM *et al* (2007). HDL cholesterol, very low levels of LDL cholesterol, and cardiovascular events. *N Engl J Med* **357**: 1301-1310.

Barter PJ (2002). Hugh sinclair lecture: the regulation and remodelling of HDL by plasma factors. *Atheroscler Suppl* **3**: 39-47.

Batal R, Tremblay M, Barrett PH, Jacques H, Fredenrich A, Mamer O *et al* (2000). Plasma kinetics of apoC-III and apoE in normolipidemic and hypertriglyceridemic subjects. *J Lipid Res* **41**: 706-718.

Beaslas O, Cueille C, Delers F, Chateau D, Chambaz J, Rousset M *et al* (2009). Sensing of dietary lipids by enterocytes: a new role for SR-BI/CLA-1. *PLoS One* **4**: e4278.

Beisiegel U, Weber W, Ihrke G, Herz J, Stanley KK (1989). The LDL-receptor-related protein, LRP, is an apolipoprotein E-binding protein. *Nature* **341**: 162-164.

Bickerton AS, Roberts R, Fielding BA, Hodson L, Blaak EE, Wagenmakers AJ *et al* (2007). Preferential uptake of dietary Fatty acids in adipose tissue and muscle in the postprandial period. *Diabetes* **56**: 168-176.

Bioletto S, Golay A, Munger R, Kalix B, James RW (2000). Acute hyperinsulinemia and very-low-density and low-density lipoprotein subfractions in obese subjects. *Am J Clin Nutr* **71**: 443-449.

Black DD (2007). Development and physiological regulation of intestinal lipid absorption. I. Development of intestinal lipid absorption: cellular events in chylomicron assembly and secretion. *Am J Physiol Gastrointest Liver Physiol* **293**: G519-524.

Blanchette-Mackie EJ, Dwyer NK, Barber T, Coxey RA, Takeda T, Rondinone CM *et al* (1995). Perilipin is located on the surface layer of intracellular lipid droplets in adipocytes. *J Lipid Res* **36**: 1211-1226.

Blumer RM, van der Crabben SN, Stegenga ME, Tanck MW, Ackermans MT, Endert E *et al* (2008). Hyperglycemia prevents the suppressive effect of hyperinsulinemia on plasma adiponectin levels in healthy humans. *Am J Physiol Endocrinol Metab* **295**: E613-617.

Bostrom P, Rutberg M, Ericsson J, Holmdahl P, Andersson L, Frohman MA *et al* (2005). Cytosolic lipid droplets increase in size by microtubule-dependent complex formation. *Arterioscler Thromb Vasc Biol* **25**: 1945-1951.

Bostrom P, Andersson L, Vind B, Haversen L, Rutberg M, Wickstrom Y *et al* (2010). The SNARE protein SNAP23 and the SNARE-interacting protein Munc18c in human skeletal muscle are implicated in insulin resistance/type 2 diabetes. *Diabetes* **59**: 1870-1878.

Bourgeois CS, Wiggins D, Hems R, Gibbons GF (1995). VLDL output by hepatocytes from obese Zucker rats is resistant to the inhibitory effect of insulin. *Am J Physiol* **269**: E208-215.

Breckenridge WC, Little JA, Steiner G, Chow A, Poapst M (1978). Hypertriglyceridemia associated with deficiency of apolipoprotein C-II. *N Engl J Med* **298**: 1265-1273.

Breedveld B, Schoonderwoerd K, Verhoeven AJ, Willemsen R, Jansen H (1997). Hepatic lipase is localized at the parenchymal cell microvilli in rat liver. *Biochem J* **321 (Pt 2)**: 425-430.

Brodsky JL, Fisher EA (2008). The many intersecting pathways underlying apolipoprotein B secretion and degradation. *Trends Endocrinol Metab* **19**: 254-259.

Brown AM, Wiggins D, Gibbons GF (1999). Glucose phosphorylation is essential for the turnover of neutral lipid and the second stage assembly of triacylglycerol-rich ApoB-containing lipoproteins in primary hepatocyte cultures. *Arterioscler Thromb Vasc Biol* **19**: 321-329.

Brown AM, Gibbons GF (2001). Insulin inhibits the maturation phase of VLDL assembly via a phosphoinositide 3-kinase-mediated event. *Arterioscler Thromb Vasc Biol* **21**: 1656-1661.

Brown ML, Ramprasad MP, Umeda PK, Tanaka A, Kobayashi Y, Watanabe T *et al* (2000). A macrophage receptor for apolipoprotein B48: cloning, expression, and atherosclerosis. *Proc Natl Acad Sci U S A* **97**: 7488-7493.

Brown WV, Baginsky ML (1972). Inhibition of lipoprotein lipase by an apoprotein of human very low density lipoprotein. *Biochem Biophys Res Commun* **46**: 375-382.

Bukberg PR, Le NA, Ginsberg HN, Gibson JC, Rubinstein A, Brown WV (1985). Evidence for non-equilibrating pools of apolipoprotein C-III in plasma lipoproteins. *J Lipid Res* **26**: 1047-1057.

Bulotta A, Perfetti R, Hui H, Boros LG (2003). GLP-1 stimulates glucose-derived de novo fatty acid synthesis and chain elongation during cell differentiation and insulin release. *J Lipid Res* **44**: 1559-1565.

Bulow J, Simonsen L, Wiggins D, Humphreys SM, Frayn KN, Powell D *et al* (1999). Co-ordination of hepatic and adipose tissue lipid metabolism after oral glucose. *J Lipid Res* **40**: 2034-2043.

Calabresi L, Franceschini G (2010). Lecithin:cholesterol acyltransferase, high-density lipoproteins, and atheroprotection in humans. *Trends Cardiovasc Med* **20**: 50-53.

Cano JF, Baena-Diez JM, Franch J, Vila J, Tello S, Sala J *et al* (2010). Long-term cardiovascular risk in type 2 diabetic compared with nondiabetic first acute myocardial infarction patients: a population-based cohort study in southern Europe. *Diabetes Care* **33**: 2004-2009.

Caron S, Verrijken A, Mertens I, Samanez CH, Mautino G, Haas JT *et al* (2011). Transcriptional activation of apolipoprotein CIII expression by glucose may contribute to diabetic dyslipidemia. *Arterioscler Thromb Vasc Biol* **31**: 513-519.

Cianflone K, Paglialunga S, Roy C (2008). Intestinally derived lipids: metabolic regulation and consequences--an overview. *Atheroscler Suppl* **9**: 63-68.

Cohen JC, Berger GM (1990). Effects of glucose ingestion on postprandial lipemia and triglyceride clearance in humans. *J Lipid Res* **31**: 597-602.

Cohn JS, Johnson EJ, Millar JS, Cohn SD, Milne RW, Marcel YL *et al* (1993). Contribution of apoB-48 and apoB-100 triglyceride-rich lipoproteins (TRL) to postprandial increases in the plasma concentration of TRL triglycerides and retinyl esters. *J Lipid Res* **34**: 2033-2040.

Cohn JS, Batal R, Tremblay M, Jacques H, Veilleux L, Rodriguez C *et al* (2003). Plasma turnover of HDL apoC-I, apoC-III, and apoE in humans: in vivo evidence for a link between HDL apoC-III and apoA-I metabolism. *J Lipid Res* **44:** 1976-1983.

Cummings MH, Watts GF, Umpleby AM, Hennessy TR, Kelly JM, Jackson NC *et al* (1995). Acute hyperinsulinemia decreases the hepatic secretion of very-low-density lipoprotein apolipoprotein B-100 in NIDDM. *Diabetes* **44:** 1059-1065.

Curtin A, Deegan P, Owens D, Collins P, Johnson A, Tomkin GH (1996). Elevated triglyceride-rich lipoproteins in diabetes. A study of apolipoprotein B-48. *Acta Diabetol* **33:** 205-210.

Chan DC, Watts GF, Redgrave TG, Mori TA, Barrett PH (2002). Apolipoprotein B-100 kinetics in visceral obesity: associations with plasma apolipoprotein C-III concentration. *Metabolism* **51:** 1041-1046.

Chan DC, Nguyen MN, Watts GF, Barrett PH (2008). Plasma apolipoprotein C-III transport in centrally obese men: associations with very low-density lipoprotein apolipoprotein B and high-density lipoprotein apolipoprotein A-I metabolism. *J Clin Endocrinol Metab* **93:** 557-564.

Chappell DA, Fry GL, Waknitz MA, Muhonen LE, Pladet MW, Iverius PH *et al* (1993). Lipoprotein lipase induces catabolism of normal triglyceride-rich lipoproteins via the low density lipoprotein receptor-related protein/alpha 2-macroglobulin receptor in vitro. A process facilitated by cell-surface proteoglycans. *J Biol Chem* **268:** 14168-14175.

Chirieac DV, Chirieac LR, Corsetti JP, Cianci J, Sparks CE, Sparks JD (2000). Glucose-stimulated insulin secretion suppresses hepatic triglyceride-rich lipoprotein and apoB production. *Am J Physiol Endocrinol Metab* **279:** E1003-1011.

Chirieac DV, Cianci J, Collins HL, Sparks JD, Sparks CE (2002). Insulin suppression of VLDL apo B secretion is not mediated by the LDL receptor. *Biochem Biophys Res Commun* **297:** 134-137.

Chong MF, Hodson L, Bickerton AS, Roberts R, Neville M, Karpe F *et al* (2008). Parallel activation of de novo lipogenesis and stearoyl-CoA desaturase activity after 3 d of high-carbohydrate feeding. *Am J Clin Nutr* **87:** 817-823.

Dallongeville J (2001). [Revision of old risk factors: triglycerides]. *Ann Med Interne (Paris)* **152:** 180-183.

Davey Smith G, Bracha Y, Svendsen KH, Neaton JD, Haffner SM, Kuller LH (2005). Incidence of type 2 diabetes in the randomized multiple risk factor intervention trial. *Ann Intern Med* **142:** 313-322.

Davidson NO, Shelness GS (2000). APOLIPOPROTEIN B: mRNA editing, lipoprotein assembly, and presecretory degradation. *Annu Rev Nutr* **20:** 169-193.

DeFronzo RA, Tobin JD, Andres R (1979). Glucose clamp technique: a method for quantifying insulin secretion and resistance. *Am J Physiol* **237:** E214-223.

DeFronzo RA, Okerson T, Viswanathan P, Guan X, Holcombe JH, MacConell L (2008). Effects of exenatide versus sitagliptin on postprandial glucose, insulin and glucagon secretion, gastric emptying, and caloric intake: a randomized, cross-over study. *Curr Med Res Opin* **24:** 2943-2952.

Di Angelantonio E, Sarwar N, Perry P, Kaptoge S, Ray KK, Thompson A *et al* (2009). Major lipids, apolipoproteins, and risk of vascular disease. *Jama* **302:** 1993-2000.

Diraison F, Beylot M (1998). Role of human liver lipogenesis and reesterification in triglycerides secretion and in FFA reesterification. *Am J Physiol* **274:** E321-327.

Duez H, Lamarche B, Uffelman KD, Valero R, Cohn JS, Lewis GF (2006). Hyperinsulinemia is associated with increased production rate of intestinal apolipoprotein B-48-containing lipoproteins in humans. *Arterioscler Thromb Vasc Biol* **26:** 1357-1363.

Duez H, Lamarche B, Uffelman KD, Valero R, Szeto L, Lemieux S *et al* (2008a). Dissociation between the insulin-sensitizing effect of rosiglitazone and its effect on hepatic and intestinal lipoprotein production. *J Clin Endocrinol Metab* **93:** 1722-1729.

Duez H, Lamarche B, Valero R, Pavlic M, Proctor S, Xiao C *et al* (2008b). Both intestinal and hepatic lipoprotein production are stimulated by an acute elevation of plasma free fatty acids in humans. *Circulation* **117:** 2369-2376.

Duez H, Pavlic M, Lewis GF (2008c). Mechanism of intestinal lipoprotein overproduction in insulin resistant humans. *Atheroscler Suppl* **9:** 33-38.

Durrington PN, Newton RS, Weinstein DB, Steinberg D (1982). Effects of insulin and glucose on very low density lipoprotein triglyceride secretion by cultured rat hepatocytes. *J Clin Invest* **70:** 63-73.

Duvillard L, Pont F, Florentin E, Galland-Jos C, Gambert P, Verges B (2000a). Metabolic abnormalities of apolipoprotein B-containing lipoproteins in non-insulin-dependent diabetes: a stable isotope kinetic study. *Eur J Clin Invest* **30**: 685-694.

Duvillard L, Pont F, Florentin E, Gambert P, Verges B (2000b). Inefficiency of insulin therapy to correct apolipoprotein A-I metabolic abnormalities in non-insulin-dependent diabetes mellitus. *Atherosclerosis* **152**: 229-237.

Duvillard L, Pont F, Florentin E, Gambert P, Verges B (2000c). Significant improvement of apolipoprotein B-containing lipoprotein metabolism by insulin treatment in patients with non-insulin-dependent diabetes mellitus. *Diabetologia* **43**: 27-35.

Duvillard L, Florentin E, Lizard G, Petit JM, Galland F, Monier S *et al* (2003). Cell surface expression of LDL receptor is decreased in type 2 diabetic patients and is normalized by insulin therapy. *Diabetes Care* **26**: 1540-1544.

Federico LM, Naples M, Taylor D, Adeli K (2006). Intestinal insulin resistance and aberrant production of apolipoprotein B48 lipoproteins in an animal model of insulin resistance and metabolic dyslipidemia: evidence for activation of protein tyrosine phosphatase-1B, extracellular signal-related kinase, and sterol regulatory element-binding protein-1c in the fructose-fed hamster intestine. *Diabetes* **55**: 1316-1326.

Fisher WR, Venkatakrishnan V, Fisher ES, Stacpoole PW, Zech LA (1997). The 3H-leucine tracer: its use in kinetic studies of plasma lipoproteins. *Metabolism* **46**: 333-342.

Flood C, Gustafsson M, Richardson PE, Harvey SC, Segrest JP, Boren J (2002). Identification of the proteoglycan binding site in apolipoprotein B48. *J Biol Chem* **277**: 32228-32233.

Fredenrich A, Giroux LM, Tremblay M, Krimbou L, Davignon J, Cohn JS (1997). Plasma lipoprotein distribution of apoC-III in normolipidemic and hypertriglyceridemic subjects: comparison of the apoC-III to apoE ratio in different lipoprotein fractions. *J Lipid Res* **38**: 1421-1432.

Frenais R, Ouguerram K, Maugeais C, Mahot P, Maugere P, Krempf M *et al* (1997). High density lipoprotein apolipoprotein AI kinetics in NIDDM: a stable isotope study. *Diabetologia* **40**: 578-583.

Fried SK, Russell CD, Grauso NL, Brolin RE (1993). Lipoprotein lipase regulation by insulin and glucocorticoid in subcutaneous and omental adipose tissues of obese women and men. *J Clin Invest* **92**: 2191-2198.

Fryirs MA, Barter PJ, Appavoo M, Tuch BE, Tabet F, Heather AK *et al* (2010). Effects of high-density lipoproteins on pancreatic beta-cell insulin secretion. *Arterioscler Thromb Vasc Biol* **30**: 1642-1648.

Gaede P, Vedel P, Larsen N, Jensen GV, Parving HH, Pedersen O (2003). Multifactorial intervention and cardiovascular disease in patients with type 2 diabetes. *N Engl J Med* **348**: 383-393.

Genuth S, Eastman R, Kahn R, Klein R, Lachin J, Lebovitz H *et al* (2003). Implications of the United kingdom prospective diabetes study. *Diabetes Care* **26 Suppl 1**: S28-32.

Gibbons GF (1990). Assembly and secretion of hepatic very-low-density lipoprotein. *Biochem J* **268**: 1-13.

Gibbons GF, Wiggins D, Brown AM, Hebbachi AM (2004). Synthesis and function of hepatic very-low-density lipoprotein. *Biochem Soc Trans* **32**: 59-64.

Gillett MJ (2009). International Expert Committee report on the role of the A1c assay in the diagnosis of diabetes: Diabetes Care 2009; 32(7): 1327-1334. *Clin Biochem Rev* **30**: 197-200.

Ginsberg HN, Brown WV Apolipoprotein CIII: 42 years old and even more interesting. *Arterioscler Thromb Vasc Biol* **31**: 471-473.

Ginsberg HN, Brown WV (2011). Apolipoprotein CIII: 42 years old and even more interesting. *Arterioscler Thromb Vasc Biol* **31**: 471-473.

Golay A, Zech L, Shi MZ, Chiou YA, Reaven GM, Chen YD (1987). High density lipoprotein (HDL) metabolism in noninsulin-dependent diabetes mellitus: measurement of HDL turnover using tritiated HDL. *J Clin Endocrinol Metab* **65**: 512-518.

Gordon DA, Wetterau JR, Gregg RE (1995). Microsomal triglyceride transfer protein: a protein complex required for the assembly of lipoprotein particles. *Trends Cell Biol* **5**: 317-321.

Grefhorst A, Parks EJ (2009). Reduced insulin-mediated inhibition of VLDL secretion upon pharmacological activation of the liver X receptor in mice. *J Lipid Res* **50**: 1374-1383.

Grimaldi A, Heurtier A (1999). [Epidemiology of cardio-vascular complications of diabetes]. *Diabetes Metab* **25 Suppl 3**: 12-20.

Guerre-Millo M (2008). Adiponectin: an update. *Diabetes Metab* **34**: 12-18.

Guo Q, Avramoglu RK, Adeli K (2005). Intestinal assembly and secretion of highly dense/lipid-poor apolipoprotein B48-containing lipoprotein particles in the fasting state: evidence for induction by insulin resistance and exogenous fatty acids. *Metabolism* **54:** 689-697.

Haffner SM, Lehto S, Ronnemaa T, Pyorala K, Laakso M (1998). Mortality from coronary heart disease in subjects with type 2 diabetes and in nondiabetic subjects with and without prior myocardial infarction. *N Engl J Med* **339:** 229-234.

Haidari M, Leung N, Mahbub F, Uffelman KD, Kohen-Avramoglu R, Lewis GF *et al* (2002). Fasting and postprandial overproduction of intestinally derived lipoproteins in an animal model of insulin resistance. Evidence that chronic fructose feeding in the hamster is accompanied by enhanced intestinal de novo lipogenesis and ApoB48-containing lipoprotein overproduction. *J Biol Chem* **277:** 31646-31655.

Harbis A, Defoort C, Narbonne H, Juhel C, Senft M, Latge C *et al* (2001). Acute hyperinsulinism modulates plasma apolipoprotein B-48 triglyceride-rich lipoproteins in healthy subjects during the postprandial period. *Diabetes* **50:** 462-469.

Harbis A, Perdreau S, Vincent-Baudry S, Charbonnier M, Bernard MC, Raccah D *et al* (2004). Glycemic and insulinemic meal responses modulate postprandial hepatic and intestinal lipoprotein accumulation in obese, insulin-resistant subjects. *Am J Clin Nutr* **80:** 896-902.

Hartmann B, Thulesen J, Hare KJ, Kissow H, Orskov C, Poulsen SS *et al* (2002). Immunoneutralization of endogenous glucagon-like peptide-2 reduces adaptive intestinal growth in diabetic rats. *Regul Pept* **105:** 173-179.

Havel RJ, Eder HA, Bragdon JH (1955). The distribution and chemical composition of ultracentrifugally separated lipoproteins in human serum. *J Clin Invest* **34:** 1345-1353.

Havel RJ, Kane JP, Kashyap ML (1973). Interchange of apolipoproteins between chylomicrons and high density lipoproteins during alimentary lipemia in man. *J Clin Invest* **52:** 32-38.

Hegarty BD, Turner N, Cooney GJ, Kraegen EW (2009). Insulin resistance and fuel homeostasis: the role of AMP-activated protein kinase. *Acta Physiol (Oxf)* **196:** 129-145.

Hirano T, Mamo JC, Furukawa S, Nagano S, Takahashi T (1990). Effect of acute hyperglycemia on plasma triglyceride concentration and triglyceride secretion rate in non-fasted rats. *Diabetes Res Clin Pract* **9:** 231-238.

Hoerr RA, Matthews DE, Bier DM, Young VR (1991). Leucine kinetics from [2H3]- and [13C]leucine infused simultaneously by gut and vein. *Am J Physiol* **260:** E111-117.

Hogue JC, Lamarche B, Tremblay AJ, Bergeron J, Gagne C, Couture P (2007). Evidence of increased secretion of apolipoprotein B-48-containing lipoproteins in subjects with type 2 diabetes. *J Lipid Res* **48:** 1336-1342.

Hokanson JE, Austin MA (1996). Plasma triglyceride level is a risk factor for cardiovascular disease independent of high-density lipoprotein cholesterol level: a meta-analysis of population-based prospective studies. *J Cardiovasc Risk* **3:** 213-219.

Howard BV, Cowan LD, Go O, Welty TK, Robbins DC, Lee ET (1998). Adverse effects of diabetes on multiple cardiovascular disease risk factors in women. The Strong Heart Study. *Diabetes Care* **21:** 1258-1265.

Hsieh J, Hayashi AA, Webb J, Adeli K (2008). Postprandial dyslipidemia in insulin resistance: mechanisms and role of intestinal insulin sensitivity. *Atheroscler Suppl* **9:** 7-13.

Hsieh J, Longuet C, Maida A, Bahrami J, Xu E, Baker CL et al (2009). Glucagon-like peptide-2 increases intestinal lipid absorption and chylomicron production via CD36. *Gastroenterology* **137:** 997-1005, 1005 e1001-1004.

Hsieh J, Longuet C, Baker CL, Qin B, Federico LM, Drucker DJ et al (2010). The glucagon-like peptide 1 receptor is essential for postprandial lipoprotein synthesis and secretion in hamsters and mice. *Diabetologia* **53:** 552-561.

Huang W, Metlakunta A, Dedousis N, Ortmeyer HK, Stefanovic-Racic M, O'Doherty RM (2009). Leptin augments the acute suppressive effects of insulin on hepatic very low-density lipoprotein production in rats. *Endocrinology* **150:** 2169-2174.

Huff MW, Fidge NH, Nestel PJ, Billington T, Watson B (1981). Metabolism of C-apolipoproteins: kinetics of C-II, C-III1 and C-III2, and VLDL-apolipoprotein B in normal and hyperlipoproteinemic subjects. *J Lipid Res* **22:** 1235-1246.

Hussain MM, Kancha RK, Zhou Z, Luchoomun J, Zu H, Bakillah A (1996). Chylomicron assembly and catabolism: role of apolipoproteins and receptors. *Biochim Biophys Acta* **1300:** 151-170.

Iqbal J, Rudel LL, Hussain MM (2008). Microsomal triglyceride transfer protein enhances cellular cholesteryl esterification by relieving product inhibition. *J Biol Chem* **283:** 19967-19980.

Ito Y, Breslow JL, Chait BT (1989). Apolipoprotein C-IIIO lacks carbohydrate residues: use of mass spectrometry to study apolipoprotein structure. *J Lipid Res* **30:** 1781-1787.

Jessup W, Gelissen IC, Gaus K, Kritharides L (2006). Roles of ATP binding cassette transporters A1 and G1, scavenger receptor BI and membrane lipid domains in cholesterol export from macrophages. *Curr Opin Lipidol* **17:** 247-257.

Jiang XC, Qin S, Qiao C, Kawano K, Lin M, Skold A *et al* (2001). Apolipoprotein B secretion and atherosclerosis are decreased in mice with phospholipid-transfer protein deficiency. *Nat Med* **7:** 847-852.

Jiao S, Moberly JB, Cole TG, Schonfeld G (1989). Decreased activity of acyl-CoA:cholesterol acyltransferase by insulin in human intestinal cell line Caco-2. *Diabetes* **38:** 604-609.

Jong MC, Hofker MH, Havekes LM (1999). Role of ApoCs in lipoprotein metabolism: functional differences between ApoC1, ApoC2, and ApoC3. *Arterioscler Thromb Vasc Biol* **19:** 472-484.

Kamagate A, Qu S, Perdomo G, Su D, Kim DH, Slusher S *et al* (2008). FoxO1 mediates insulin-dependent regulation of hepatic VLDL production in mice. *J Clin Invest* **118:** 2347-2364.

Kawakami A, Yoshida M (2009). Apolipoprotein CIII links dyslipidemia with atherosclerosis. *J Atheroscler Thromb* **16:** 6-11.

Kearney PM, Blackwell L, Collins R, Keech A, Simes J, Peto R *et al* (2008). Efficacy of cholesterol-lowering therapy in 18,686 people with diabetes in 14 randomised trials of statins: a meta-analysis. *Lancet* **371:** 117-125.

Kinnunen PK, Ehnolm C (1976). Effect of serum and C-apoproteins from very low density lipoproteins on human postheparin plasma hepatic lipase. *FEBS Lett* **65:** 354-357.

Kissebah AH, Alfarsi S, Evans DJ, Adams PW (1982). Integrated regulation of very low density lipoprotein triglyceride and apolipoprotein-B kinetics in non-insulin-dependent diabetes mellitus. *Diabetes* **31:** 217-225.

Klein RL, Zilversmit DB (1984). Direct determination of human and rabbit apolipoprotein B selectively precipitated with butanol-isopropyl ether. *J Lipid Res* **25:** 1380-1386.

Kontush A, Chapman MJ (2010). Antiatherogenic function of HDL particle subpopulations: focus on antioxidative activities. *Curr Opin Lipidol* **21:** 312-318.

Krauss RM (2004). Lipids and lipoproteins in patients with type 2 diabetes. *Diabetes Care* **27**: 1496-1504.

Kuriyama H, Yamashita S, Shimomura I, Funahashi T, Ishigami M, Aragane K *et al* (1998). Enhanced expression of hepatic acyl-coenzyme A synthetase and microsomal triglyceride transfer protein messenger RNAs in the obese and hypertriglyceridemic rat with visceral fat accumulation. *Hepatology* **27**: 557-562.

Lally S, Owens D, Tomkin GH (2007). The different effect of pioglitazone as compared to insulin on expression of hepatic and intestinal genes regulating post-prandial lipoproteins in diabetes. *Atherosclerosis* **193**: 343-351.

Lamarche B, Tchernof A, Moorjani S, Cantin B, Dagenais GR, Lupien PJ *et al* (1997). Small, dense low-density lipoprotein particles as a predictor of the risk of ischemic heart disease in men. Prospective results from the Quebec Cardiovascular Study. *Circulation* **95**: 69-75.

Lamarche B, Uffelman KD, Carpentier A, Cohn JS, Steiner G, Barrett PH *et al* (1999). Triglyceride enrichment of HDL enhances in vivo metabolic clearance of HDL apo A-I in healthy men. *J Clin Invest* **103**: 1191-1199.

Le NA, Gibson JC, Ginsberg HN (1988). Independent regulation of plasma apolipoprotein C-II and C-III concentrations in very low density and high density lipoproteins: implications for the regulation of the catabolism of these lipoproteins. *J Lipid Res* **29**: 669-677.

Leng S, Lu S, Yao Y, Kan Z, Morris GS, Stair BR *et al* (2007). Hepatocyte nuclear factor-4 mediates apolipoprotein A-IV transcriptional regulation by fatty acid in newborn swine enterocytes. *Am J Physiol Gastrointest Liver Physiol* **293**: G475-483.

Leung N, Naples M, Uffelman K, Szeto L, Adeli K, Lewis GF (2004). Rosiglitazone improves intestinal lipoprotein overproduction in the fat-fed Syrian Golden hamster, an animal model of nutritionally-induced insulin resistance. *Atherosclerosis* **174**: 235-241.

Levy E, Sinnett D, Thibault L, Nguyen TD, Delvin E, Menard D (1996). Insulin modulation of newly synthesized apolipoproteins B-100 and B-48 in human fetal intestine: gene expression and mRNA editing are not involved. *FEBS Lett* **393**: 253-258.

Levy E, Stan S, Delvin E, Menard D, Shoulders C, Garofalo C *et al* (2002). Localization of microsomal triglyceride transfer protein in the Golgi: possible role in the assembly of chylomicrons. *J Biol Chem* **277**: 16470-16477.

Levy E, Menard D, Delvin E, Montoudis A, Beaulieu JF, Mailhot G et al (2009). Localization, function and regulation of the two intestinal fatty acid-binding protein types. *Histochem Cell Biol* **132**: 351-367.

Lewis GF, Uffelman KD, Szeto LW, Steiner G (1993). Effects of acute hyperinsulinemia on VLDL triglyceride and VLDL apoB production in normal weight and obese individuals. *Diabetes* **42**: 833-842.

Lewis GF, Zinman B, Uffelman KD, Szeto L, Weller B, Steiner G (1994). VLDL production is decreased to a similar extent by acute portal vs. peripheral venous insulin. *Am J Physiol* **267**: E566-572.

Lewis GF, Uffelman KD, Szeto LW, Weller B, Steiner G (1995). Interaction between free fatty acids and insulin in the acute control of very low density lipoprotein production in humans. *J Clin Invest* **95**: 158-166.

Lewis GF, Naples M, Uffelman K, Leung N, Szeto L, Adeli K (2004). Intestinal lipoprotein production is stimulated by an acute elevation of plasma free fatty acids in the fasting state: studies in insulin-resistant and insulin-sensitized Syrian golden hamsters. *Endocrinology* **145**: 5006-5012.

Lewis GF, Uffelman K, Naples M, Szeto L, Haidari M, Adeli K (2005). Intestinal lipoprotein overproduction, a newly recognized component of insulin resistance, is ameliorated by the insulin sensitizer rosiglitazone: studies in the fructose-fed Syrian golden hamster. *Endocrinology* **146**: 247-255.

Lichtenstein AH, Cohn JS, Hachey DL, Millar JS, Ordovas JM, Schaefer EJ (1990). Comparison of deuterated leucine, valine, and lysine in the measurement of human apolipoprotein A-I and B-100 kinetics. *J Lipid Res* **31**: 1693-1701.

Lin MC, Gordon D, Wetterau JR (1995). Microsomal triglyceride transfer protein (MTP) regulation in HepG2 cells: insulin negatively regulates MTP gene expression. *J Lipid Res* **36**: 1073-1081.

Loirdighi N, Menard D, Levy E (1992). Insulin decreases chylomicron production in human fetal small intestine. *Biochim Biophys Acta* **1175**: 100-106.

Lu S, Yao Y, Cheng X, Mitchell S, Leng S, Meng S et al (2006). Overexpression of apolipoprotein A-IV enhances lipid secretion in IPEC-1 cells by increasing chylomicron size. *J Biol Chem* **281**: 3473-3483.

Magkos F, Wang X, Mittendorfer B (2010). Metabolic actions of insulin in men and women. *Nutrition* **26**: 686-693.

Mahley RW, Innerarity TL, Rall SC, Jr., Weisgraber KH (1984). Plasma lipoproteins: apolipoprotein structure and function. *J Lipid Res* **25**: 1277-1294.

Malkani S, Mordes JP (2011). Implications of Using Hemoglobin A1C for Diagnosing Diabetes Mellitus. *Am J Med* **124**: 395-401.

Malmberg K, Yusuf S, Gerstein HC, Brown J, Zhao F, Hunt D *et al* (2000). Impact of diabetes on long-term prognosis in patients with unstable angina and non-Q-wave myocardial infarction: results of the OASIS (Organization to Assess Strategies for Ischemic Syndromes) Registry. *Circulation* **102**: 1014-1019.

Malmendier CL, Lontie JF, Grutman GA, Delcroix C (1988). Metabolism of apolipoprotein C-III in normolipemic human subjects. *Atherosclerosis* **69**: 51-59.

Malmstrom R, Packard CJ, Caslake M, Bedford D, Stewart P, Yki-Jarvinen H *et al* (1997). Defective regulation of triglyceride metabolism by insulin in the liver in NIDDM. *Diabetologia* **40**: 454-462.

Malmstrom R, Packard CJ, Caslake M, Bedford D, Stewart P, Yki-Jarvinen H *et al* (1998). Effects of insulin and acipimox on VLDL1 and VLDL2 apolipoprotein B production in normal subjects. *Diabetes* **47**: 779-787.

Manning BD, Cantley LC (2007). AKT/PKB signaling: navigating downstream. *Cell* **129**: 1261-1274.

Matikainen N, Manttari S, Schweizer A, Ulvestad A, Mills D, Dunning BE *et al* (2006). Vildagliptin therapy reduces postprandial intestinal triglyceride-rich lipoprotein particles in patients with type 2 diabetes. *Diabetologia* **49**: 2049-2057.

Matikainen N, Manttari S, Westerbacka J, Vehkavaara S, Lundbom N, Yki-Jarvinen H *et al* (2007). Postprandial lipemia associates with liver fat content. *J Clin Endocrinol Metab* **92**: 3052-3059.

Mauger JF, Couture P, Bergeron N, Lamarche B (2006). Apolipoprotein C-III isoforms: kinetics and relative implication in lipid metabolism. *J Lipid Res* **47**: 1212-1218.

Mazzone T, Foster D, Chait A (1984). In vivo stimulation of low-density lipoprotein degradation by insulin. *Diabetes* **33**: 333-338.

Mc FA (1958). Efficient trace-labelling of proteins with iodine. *Nature* **182**: 53.

Meier JJ, Gethmann A, Gotze O, Gallwitz B, Holst JJ, Schmidt WE *et al* (2006a). Glucagon-like peptide 1 abolishes the postprandial rise in triglyceride concentrations and lowers levels of non-esterified fatty acids in humans. *Diabetologia* **49**: 452-458.

Meier JJ, Nauck MA, Pott A, Heinze K, Goetze O, Bulut K *et al* (2006b). Glucagon-like peptide 2 stimulates glucagon secretion, enhances lipid absorption, and inhibits gastric acid secretion in humans. *Gastroenterology* **130:** 44-54.

Meigs JB, D'Agostino RB, Sr., Wilson PW, Cupples LA, Nathan DM, Singer DE (1997). Risk variable clustering in the insulin resistance syndrome. The Framingham Offspring Study. *Diabetes* **46:** 1594-1600.

Miller M, Cannon CP, Murphy SA, Qin J, Ray KK, Braunwald E (2008). Impact of triglyceride levels beyond low-density lipoprotein cholesterol after acute coronary syndrome in the PROVE IT-TIMI 22 trial. *J Am Coll Cardiol* **51:** 724-730.

Mittendorfer B, Patterson BW, Klein S, Sidossis LS (2003). VLDL-triglyceride kinetics during hyperglycemia-hyperinsulinemia: effects of sex and obesity. *Am J Physiol Endocrinol Metab* **284:** E708-715.

Morel E, Demignot S, Chateau D, Chambaz J, Rousset M, Delers F (2004). Lipid-dependent bidirectional traffic of apolipoprotein B in polarized enterocytes. *Mol Biol Cell* **15:** 132-141.

Nagai Y, Yonemitsu S, Erion DM, Iwasaki T, Stark R, Weismann D *et al* (2009). The role of peroxisome proliferator-activated receptor gamma coactivator-1 beta in the pathogenesis of fructose-induced insulin resistance. *Cell Metab* **9:** 252-264.

Nakano T, Nakajima K, Niimi M, Fujita MQ, Nakajima Y, Takeichi S *et al* (2008). Detection of apolipoproteins B-48 and B-100 carrying particles in lipoprotein fractions extracted from human aortic atherosclerotic plaques in sudden cardiac death cases. *Clin Chim Acta* **390:** 38-43.

Neeli I, Siddiqi SA, Siddiqi S, Mahan J, Lagakos WS, Binas B *et al* (2007). Liver fatty acid-binding protein initiates budding of pre-chylomicron transport vesicles from intestinal endoplasmic reticulum. *J Biol Chem* **282:** 17974-17984.

Ng TW, Watts GF, Farvid MS, Chan DC, Barrett PH (2005). Adipocytokines and VLDL metabolism: independent regulatory effects of adiponectin, insulin resistance, and fat compartments on VLDL apolipoprotein B-100 kinetics? *Diabetes* **54:** 795-802.

Nordestgaard BG, Benn M, Schnohr P, Tybjaerg-Hansen A (2007). Nonfasting triglycerides and risk of myocardial infarction, ischemic heart disease, and death in men and women. *Jama* **298:** 299-308.

Olofsson SO, Boren J (2005). Apolipoprotein B: a clinically important apolipoprotein which assembles atherogenic lipoproteins and promotes the development of atherosclerosis. *J Intern Med* **258**: 395-410.

Ooi EM, Watts GF, Ji J, Rye KA, Johnson AG, Chan DC *et al* (2006). Plasma phospholipid transfer protein activity, a determinant of HDL kinetics in vivo. *Clin Endocrinol (Oxf)* **65**: 752-759.

Ooi EM, Barrett PH, Chan DC, Watts GF (2008). Apolipoprotein C-III: understanding an emerging cardiovascular risk factor. *Clin Sci (Lond)* **114**: 611-624.

Ota T, Gayet C, Ginsberg HN (2008). Inhibition of apolipoprotein B100 secretion by lipid-induced hepatic endoplasmic reticulum stress in rodents. *J Clin Invest* **118**: 316-332.

Ouguerram K, Chetiveaux M, Zair Y, Costet P, Abifadel M, Varret M *et al* (2004). Apolipoprotein B100 metabolism in autosomal-dominant hypercholesterolemia related to mutations in PCSK9. *Arterioscler Thromb Vasc Biol* **24**: 1448-1453.

Owen MR, Corstorphine CC, Zammit VA (1997). Overt and latent activities of diacylglycerol acytransferase in rat liver microsomes: possible roles in very-low-density lipoprotein triacylglycerol secretion. *Biochem J* **323 (Pt 1):** 17-21.

Pan M, Cederbaum AI, Zhang YL, Ginsberg HN, Williams KJ, Fisher EA (2004). Lipid peroxidation and oxidant stress regulate hepatic apolipoprotein B degradation and VLDL production. *J Clin Invest* **113**: 1277-1287.

Parhofer KG, Hugh P, Barrett R, Bier DM, Schonfeld G (1991). Determination of kinetic parameters of apolipoprotein B metabolism using amino acids labeled with stable isotopes. *J Lipid Res* **32**: 1311-1323.

Parks EJ, Hellerstein MK (2000). Carbohydrate-induced hypertriacylglycerolemia: historical perspective and review of biological mechanisms. *Am J Clin Nutr* **71**: 412-433.

Pavlic M, Valero R, Duez H, Xiao C, Szeto L, Patterson BW *et al* (2008). Triglyceride-rich lipoprotein-associated apolipoprotein C-III production is stimulated by plasma free fatty acids in humans. *Arterioscler Thromb Vasc Biol* **28**: 1660-1665.

Pavlic M, Xiao C, Szeto L, Patterson BW, Lewis GF (2010). Insulin acutely inhibits intestinal lipoprotein secretion in humans in part by suppressing plasma free fatty acids. *Diabetes* **59**: 580-587.

Perret B, Mabile L, Martinez L, Terce F, Barbaras R, Collet X (2002). Hepatic lipase: structure/function relationship, synthesis, and regulation. *J Lipid Res* **43**: 1163-1169.

Phung TL, Roncone A, Jensen KL, Sparks CE, Sparks JD (1997). Phosphoinositide 3-kinase activity is necessary for insulin-dependent inhibition of apolipoprotein B secretion by rat hepatocytes and localizes to the endoplasmic reticulum. *J Biol Chem* **272**: 30693-30702.

Pont F, Duvillard L, Florentin E, Gambert P, Verges B (2002). Early kinetic abnormalities of apoB-containing lipoproteins in insulin-resistant women with abdominal obesity. *Arterioscler Thromb Vasc Biol* **22**: 1726-1732.

Pornet C, Bourdel-Marchasson I, Lecomte P, Eschwege E, Romon I, Fosse S *et al* (2011). Trends in the quality of care for elderly people with type 2 diabetes: the need for improvements in safety and quality (the 2001 and 2007 ENTRED Surveys). *Diabetes Metab* **37**: 152-161.

Powell LM, Wallis SC, Pease RJ, Edwards YH, Knott TJ, Scott J (1987). A novel form of tissue-specific RNA processing produces apolipoprotein-B48 in intestine. *Cell* **50**: 831-840.

Proctor SD, Vine DF, Mamo JC (2002). Arterial retention of apolipoprotein B(48)- and B(100)-containing lipoproteins in atherogenesis. *Curr Opin Lipidol* **13**: 461-470.

Pruneta-Deloche V, Sassolas A, Dallinga-Thie GM, Berthezene F, Ponsin G, Moulin P (2004). Alteration in lipoprotein lipase activity bound to triglyceride-rich lipoproteins in the postprandial state in type 2 diabetes. *J Lipid Res* **45**: 859-865.

Qin B, Anderson RA, Adeli K (2008). Tumor necrosis factor-alpha directly stimulates the overproduction of hepatic apolipoprotein B100-containing VLDL via impairment of hepatic insulin signaling. *Am J Physiol Gastrointest Liver Physiol* **294**: G1120-1129.

Qin X, Shen H, Liu M, Yang Q, Zheng S, Sabo M *et al* (2005). GLP-1 reduces intestinal lymph flow, triglyceride absorption, and apolipoprotein production in rats. *Am J Physiol Gastrointest Liver Physiol* **288**: G943-949.

Qiu W, Kohen-Avramoglu R, Rashid-Kolvear F, Au CS, Chong TM, Lewis GF *et al* (2004). Overexpression of the endoplasmic reticulum 60 protein ER-60 downregulates apoB100 secretion by inducing its intracellular degradation via a nonproteasomal pathway: evidence for an ER-60-mediated and pCMB-sensitive intracellular degradative pathway. *Biochemistry* **43**: 4819-4831.

Quintao EC, Cazita PM (2010). Lipid transfer proteins: past, present and perspectives. *Atherosclerosis* **209**: 1-9.

Radding CM, Steinberg D (1960). Studies on the synthesis and secretion of serum lipoproteins by rat liver slices. *J Clin Invest* **39**: 1560-1569.

Rashid S, Watanabe T, Sakaue T, Lewis GF (2003). Mechanisms of HDL lowering in insulin resistant, hypertriglyceridemic states: the combined effect of HDL triglyceride enrichment and elevated hepatic lipase activity. *Clin Biochem* **36**: 421-429.

Redgrave TG (2004). Chylomicron metabolism. *Biochem Soc Trans* **32**: 79-82.

Riches FM, Watts GF, Naoumova RP, Kelly JM, Croft KD, Thompson GR (1998). Hepatic secretion of very-low-density lipoprotein apolipoprotein B-100 studied with a stable isotope technique in men with visceral obesity. *Int J Obes Relat Metab Disord* **22**: 414-423.

Riches FM, Watts GF, Hua J, Stewart GR, Naoumova RP, Barrett PH (1999). Reduction in visceral adipose tissue is associated with improvement in apolipoprotein B-100 metabolism in obese men. *J Clin Endocrinol Metab* **84**: 2854-2861.

Riemens SC, van Tol A, Sluiter WJ, Dullaart RP (1999). Plasma phospholipid transfer protein activity is lowered by 24-h insulin and acipimox administration: blunted response to insulin in type 2 diabetic patients. *Diabetes* **48**: 1631-1637.

Robinson DS, Speake BK (1989). Role of insulin and other hormones in the control of lipoprotein lipase activity. *Biochem Soc Trans* **17**: 40-42.

Rustaeus S, Lindberg K, Boren J, Olofsson SO (1995). Brefeldin A reversibly inhibits the assembly of apoB containing lipoproteins in McA-RH7777 cells. *J Biol Chem* **270**: 28879-28886.

Rustaeus S, Stillemark P, Lindberg K, Gordon D, Olofsson SO (1998). The microsomal triglyceride transfer protein catalyzes the post-translational assembly of apolipoprotein B-100 very low density lipoprotein in McA-RH7777 cells. *J Biol Chem* **273**: 5196-5203.

Saad MJ, Araki E, Miralpeix M, Rothenberg PL, White MF, Kahn CR (1992). Regulation of insulin receptor substrate-1 in liver and muscle of animal models of insulin resistance. *J Clin Invest* **90**: 1839-1849.

Sacks FM, Zheng C, Cohn JS (2011). Complexities of plasma apolipoprotein C-III metabolism. *J Lipid Res* **52**: 1067-1070.

Sarwar N, Danesh J, Eiriksdottir G, Sigurdsson G, Wareham N, Bingham S *et al* (2007). Triglycerides and the risk of coronary heart disease: 10,158 incident cases among 262,525 participants in 29 Western prospective studies. *Circulation* **115**: 450-458.

Sato R, Miyamoto W, Inoue J, Terada T, Imanaka T, Maeda M (1999). Sterol regulatory element-binding protein negatively regulates microsomal triglyceride transfer protein gene transcription. *J Biol Chem* **274:** 24714-24720.

Schaefer EJ, McNamara JR, Shah PK, Nakajima K, Cupples LA, Ordovas JM *et al* (2002). Elevated remnant-like particle cholesterol and triglyceride levels in diabetic men and women in the Framingham Offspring Study. *Diabetes Care* **25:** 989-994.

Schultz JR, Tu H, Luk A, Repa JJ, Medina JC, Li L *et al* (2000). Role of LXRs in control of lipogenesis. *Genes Dev* **14:** 2831-2838.

Schwartz SL, Ratner RE, Kim DD, Qu Y, Fechner LL, Lenox SM *et al* (2008). Effect of exenatide on 24-hour blood glucose profile compared with placebo in patients with type 2 diabetes: a randomized, double-blind, two-arm, parallel-group, placebo-controlled, 2-week study. *Clin Ther* **30:** 858-867.

Seltzer HS, Allen EW, Herron AL, Jr., Brennan MT (1967). Insulin secretion in response to glycemic stimulus: relation of delayed initial release to carbohydrate intolerance in mild diabetes mellitus. *J Clin Invest* **46:** 323-335.

Seshasai SR, Kaptoge S, Thompson A, Di Angelantonio E, Gao P, Sarwar N *et al* (2011). Diabetes mellitus, fasting glucose, and risk of cause-specific death. *N Engl J Med* **364:** 829-841.

Shelburne F, Hanks J, Meyers W, Quarfordt S (1980). Effect of apoproteins on hepatic uptake of triglyceride emulsions in the rat. *J Clin Invest* **65:** 652-658.

Shen L, Ma LY, Qin XF, Jandacek R, Sakai R, Liu M (2005). Diurnal changes in intestinal apolipoprotein A-IV and its relation to food intake and corticosterone in rats. *Am J Physiol Gastrointest Liver Physiol* **288:** G48-53.

Shimomura I, Matsuda M, Hammer RE, Bashmakov Y, Brown MS, Goldstein JL (2000). Decreased IRS-2 and increased SREBP-1c lead to mixed insulin resistance and sensitivity in livers of lipodystrophic and ob/ob mice. *Mol Cell* **6:** 77-86.

Siddiqi S, Saleem U, Abumrad NA, Davidson NO, Storch J, Siddiqi SA *et al* (2010). A novel multiprotein complex is required to generate the prechylomicron transport vesicle from intestinal ER. *J Lipid Res* **51:** 1918-1928.

Siddiqi SA, Siddiqi S, Mahan J, Peggs K, Gorelick FS, Mansbach CM, 2nd (2006). The identification of a novel endoplasmic reticulum to Golgi SNARE complex used by the prechylomicron transport vesicle. *J Biol Chem* **281:** 20974-20982.

Sorensen LP, Andersen IR, Sondergaard E, Gormsen LC, Schmitz O, Christiansen JS et al (2011). Basal and insulin mediated VLDL-triglyceride kinetics in type 2 diabetic men. *Diabetes* **60:** 88-96.

Spady DK, Bilheimer DW, Dietschy JM (1983). Rates of receptor-dependent and -independent low density lipoprotein uptake in the hamster. *Proc Natl Acad Sci U S A* **80:** 3499-3503.

Sparks JD, Sparks CE (1994). Obese Zucker (fa/fa) rats are resistant to insulin's inhibitory effect on hepatic apo B secretion. *Biochem Biophys Res Commun* **205:** 417-422.

Sparks JD, Sparks CE (2008). Overindulgence and metabolic syndrome: is FoxO1 a missing link? *J Clin Invest* **118:** 2012-2015.

Sparks JD, Dong HH (2009). FoxO1 and hepatic lipid metabolism. *Curr Opin Lipidol* **20:** 217-226.

Sparks JD, Chamberlain JM, O'Dell C, Khatun I, Hussain MM, Sparks CE (2011). Acute suppression of apo B secretion by insulin occurs independently of MTP. *Biochem Biophys Res Commun* **406:** 252-256.

Sundaram M, Zhong S, Bou Khalil M, Links PH, Zhao Y, Iqbal J et al (2010). Expression of apolipoprotein C-III in McA-RH7777 cells enhances VLDL assembly and secretion under lipid-rich conditions. *J Lipid Res* **51:** 150-161.

Taghibiglou C, Carpentier A, Van Iderstine SC, Chen B, Rudy D, Aiton A et al (2000). Mechanisms of hepatic very low density lipoprotein overproduction in insulin resistance. Evidence for enhanced lipoprotein assembly, reduced intracellular ApoB degradation, and increased microsomal triglyceride transfer protein in a fructose-fed hamster model. *J Biol Chem* **275:** 8416-8425.

Taghibiglou C, Rashid-Kolvear F, Van Iderstine SC, Le-Tien H, Fantus IG, Lewis GF et al (2002). Hepatic very low density lipoprotein-ApoB overproduction is associated with attenuated hepatic insulin signaling and overexpression of protein-tyrosine phosphatase 1B in a fructose-fed hamster model of insulin resistance. *J Biol Chem* **277:** 793-803.

Taskinen MR, Kuusi T, Helve E, Nikkila EA, Yki-Jarvinen H (1988). Insulin therapy induces antiatherogenic changes of serum lipoproteins in noninsulin-dependent diabetes. *Arteriosclerosis* **8:** 168-177.

Taskinen MR, Packard CJ, Shepherd J (1990). Effect of insulin therapy on metabolic fate of apolipoprotein B-containing lipoproteins in NIDDM. *Diabetes* **39:** 1017-1027.

Taskinen MR (1992). Quantitative and qualitative lipoprotein abnormalities in diabetes mellitus. *Diabetes* **41 Suppl 2:** 12-17.

Taskinen MR (1997). Triglyceride is the major atherogenic lipid in NIDDM. *Diabetes Metab Rev* **13:** 93-98.

Taskinen MR (2002). Diabetic dyslipidemia. *Atheroscler Suppl* **3:** 47-51.

Taskinen MR (2003). Diabetic dyslipidaemia: from basic research to clinical practice. *Diabetologia* **46:** 733-749.

Thomsen C, Rasmussen O, Lousen T, Holst JJ, Fenselau S, Schrezenmeir J *et al* (1999). Differential effects of saturated and monounsaturated fatty acids on postprandial lipemia and incretin responses in healthy subjects. *Am J Clin Nutr* **69:** 1135-1143.

Tiikkainen M, Tamminen M, Hakkinen AM, Bergholm R, Vehkavaara S, Halavaara J *et al* (2002). Liver-fat accumulation and insulin resistance in obese women with previous gestational diabetes. *Obes Res* **10:** 859-867.

Tilly-Kiesi M, Knudsen P, Groop L, Taskinen MR (1996). Hyperinsulinemia and insulin resistance are associated with multiple abnormalities of lipoprotein subclasses in glucose-tolerant relatives of NIDDM patients. Botnia Study Group. *J Lipid Res* **37:** 1569-1578.

Tomkin GH, Owens D (2001). Abnormalities in apo B-containing lipoproteins in diabetes and atherosclerosis. *Diabetes Metab Res Rev* **17:** 27-43.

Trout KK, Homko C, Tkacs NC (2007). Methods of measuring insulin sensitivity. *Biol Res Nurs* **8:** 305-318.

Tso P, Sun W, Liu M (2004). Gastrointestinal satiety signals IV. Apolipoprotein A-IV. *Am J Physiol Gastrointest Liver Physiol* **286:** G885-890.

Vaisar T, Pennathur S, Green PS, Gharib SA, Hoofnagle AN, Cheung MC *et al* (2007). Shotgun proteomics implicates protease inhibition and complement activation in the antiinflammatory properties of HDL. *J Clin Invest* **117:** 746-756.

van Dijk KW, Rensen PC, Voshol PJ, Havekes LM (2004). The role and mode of action of apolipoproteins CIII and AV: synergistic actors in triglyceride metabolism? *Curr Opin Lipidol* **15:** 239-246.

van Greevenbroek MM, de Bruin TW (1998). Chylomicron synthesis by intestinal cells in vitro and in vivo. *Atherosclerosis* **141 Suppl 1:** S9-16.

Van Tol A, Ligtenberg JJ, Riemens SC, van Haeften TW, Reitsma WD, Dullaart RP (1997). Lowering of plasma phospholipid transfer protein activity by acute hyperglycaemia-induced hyperinsulinaemia in healthy men. *Scand J Clin Lab Invest* **57:** 147-157.

Verges B, Brun JM, Vaillant G, Quantin C, Brunet-Lecomte P, Farnier M *et al* (1992). Influence of obesity and hypertriglyceridaemia on the low HDL2-cholesterol level and on its relationship with prevalence of atherosclerosis in type 2 diabetes. *Diabete Metab* **18:** 289-297.

Verges B, Petit JM, Duvillard L, Dautin G, Florentin E, Galland F *et al* (2006). Adiponectin is an important determinant of apoA-I catabolism. *Arterioscler Thromb Vasc Biol* **26:** 1364-1369.

Verges B (2010). Abnormal hepatic apolipoprotein B metabolism in type 2 diabetes. *Atherosclerosis* **211:** 353-360.

Vollmer K, Gardiwal H, Menge BA, Goetze O, Deacon CF, Schmidt WE *et al* (2009). Hyperglycemia acutely lowers the postprandial excursions of glucagon-like Peptide-1 and gastric inhibitory polypeptide in humans. *J Clin Endocrinol Metab* **94:** 1379-1385.

Wade DP, Knight BL, Soutar AK (1989). Regulation of low-density-lipoprotein-receptor mRNA by insulin in human hepatoma Hep G2 cells. *Eur J Biochem* **181:** 727-731.

Wasada T, McCorkle K, Harris V, Kawai K, Howard B, Unger RH (1981). Effect of gastric inhibitory polypeptide on plasma levels of chylomicron triglycerides in dogs. *J Clin Invest* **68:** 1106-1107.

Watts GF, Barrett PH, Chan DC (2008). HDL metabolism in context: looking on the bright side. *Curr Opin Lipidol* **19:** 395-404.

Wiedman D (2005). American Indian diets and nutritional research: implications of the Strong Heart Dietary Study, Phase II, for cardiovascular disease and diabetes. *J Am Diet Assoc* **105:** 1874-1880.

Wiggins D, Gibbons GF (1996). Origin of hepatic very-low-density lipoprotein triacylglycerol: the contribution of cellular phospholipid. *Biochem J* **320 (Pt 2):** 673-679.

Wilson PW, Meigs JB (2008). Cardiometabolic risk: a Framingham perspective. *Int J Obes (Lond)* **32 Suppl 2:** S17-20.

Windler E, Chao Y, Havel RJ (1980). Regulation of the hepatic uptake of triglyceride-rich lipoproteins in the rat. Opposing effects of homologous apolipoprotein E and individual C apoproteins. *J Biol Chem* **255:** 8303-8307.

Wong K, Ryan RO (2007). Characterization of apolipoprotein A-V structure and mode of plasma triacylglycerol regulation. *Curr Opin Lipidol* **18:** 319-324.

Xiao C, Pavlic M, Szeto L, Patterson BW, Lewis GF (2010). Effects of acute hyperglucagonemia on hepatic and intestinal lipoprotein production and clearance in healthy humans. *Diabetes* **60:** 383-390.

Xu S, Laccotripe M, Huang X, Rigotti A, Zannis VI, Krieger M (1997). Apolipoproteins of HDL can directly mediate binding to the scavenger receptor SR-BI, an HDL receptor that mediates selective lipid uptake. *J Lipid Res* **38:** 1289-1298.

Yamauchi T, Iwai M, Kobayashi N, Shimazu T (1998). Noradrenaline and ATP decrease the secretion of triglyceride and apoprotein B from perfused rat liver. *Pflugers Arch* **435:** 368-374.

Yang CY, Chen SH, Gianturco SH, Bradley WA, Sparrow JT, Tanimura M *et al* (1986). Sequence, structure, receptor-binding domains and internal repeats of human apolipoprotein B-100. *Nature* **323:** 738-742.

Yao ZM, Vance DE (1988). The active synthesis of phosphatidylcholine is required for very low density lipoprotein secretion from rat hepatocytes. *J Biol Chem* **263:** 2998-3004.

Zhang YL, Hernandez-Ono A, Ko C, Yasunaga K, Huang LS, Ginsberg HN (2004). Regulation of hepatic apolipoprotein B-lipoprotein assembly and secretion by the availability of fatty acids. I. Differential response to the delivery of fatty acids via albumin or remnant-like emulsion particles. *J Biol Chem* **279:** 19362-19374.

Zoltowska M, Ziv E, Delvin E, Sinnett D, Kalman R, Garofalo C *et al* (2003). Cellular aspects of intestinal lipoprotein assembly in Psammomys obesus: a model of insulin resistance and type 2 diabetes. *Diabetes* **52:** 2539-2545.

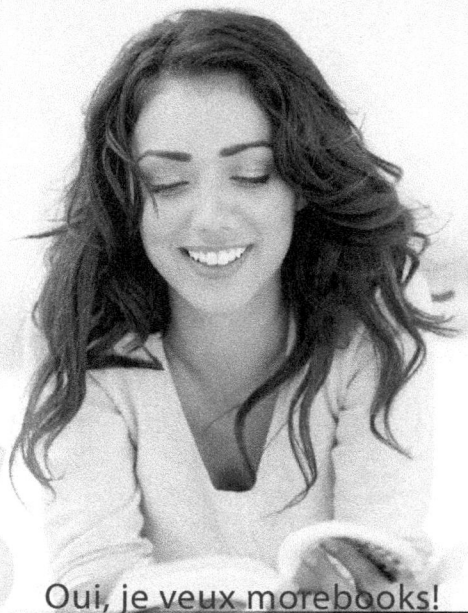

www.ingramcontent.com/pod-product-compliance
Lightning Source LLC
Chambersburg PA
CBHW021050210326
41598CB00016B/1164